Hugin Munin

**Praktični vodič u djelima
i metodama Grigoria Grabovoia**

Hugin Munin

PRAKTIČNI VODIČ U DJELIMA
I METODAMA GRIGORIA GRABOVOIA

Jelezky Publishing, Hamburg 2014

Jelezky Publishing, Hamburg

www.jelezky-publishing.eu

Prvo Hrvatsko izdanje, Rujan 2013

© 2013 Hrvatsko izdanje

Jelezky Publishing, Hamburg

SVET UG, Hamburg (Editor)

GRIGORI GRABOVOI®

Za više informacija obratite se na:

SVET Zentrum, Hamburg

www.svet-centre,com, info@svet-centre.com

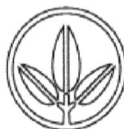

ISBN: 978-3-943110-79-1   © Грабовой Г.П., 2013

Prema izvješćima koje smo dobili, sadržaj ove knjige pomogao je mnogim osobama. Uvjereni smo da će se tako i nastaviti.

Unatoč tome, željeli bi naglasiti da su tehnike Grigoria Grabovoia mentalne metode namijenjene za vodstvo čovjeku u životnim prilikama. One ovise o osobnom duhovnom razvoju. Budući da se bavimo temama povezanim sa čovjekovim zdravljem, u ovoj kratkoj napomeni izjavljujemo da takav utjecaj nije „terapija" u konvencionalnom smislu i zbog toga nema namjeru ograničavanja ili zamjene stručne medicinske pomoći.

Ako sumnjate, slijedite naputke svog liječnika ili terapeuta ili ljekarnika u kojeg imate povjerenje! (Ako slijedite konvencionalne metode, morate očekivati da ćete dobiti konvencionalne rezultate).

Jelelezky Publishing/SVET center, Hamburg

Odricanje od odgovornosti;

Informacije u ovoj knjizi služe samo kao preporučeni materijal, a ne kao medicinski ili profesionalni savjet.

Ovdje sadržane informacije imaju namjeru dati vam alate koji vam mogu pomoći donijeti odluke glede vašeg načina života. Ne bi trebale biti korištene kao zamjena za bilo koji tretman propisan ili preporučen od kvalificiranog liječnika. Nemojte prestati uzimati bilo koje lijekove osim ako vam to kvalificirani liječnik ne savjetuje drugačije. Autor i izdavač nisu stručnjaci za zdravlje i odriču se bilo kakve odgovornosti za bilo koje štetne efekte nastale kao rezultat uporabe sugestija ili informacija u ovoj knjizi. Ova knjiga vam je ponuđena samo za vaše osobno obrazovanje i užitak. Kao i uvijek, nikada ne počinjite neki program povezan sa zdravljem bez prethodne konzultacije sa kvalificiranim medicinskim profesionalcem. Vaša uporaba ove knjige znači prihvaćanje ovih uvjeta.

5

**Okvirne smjernice, korisni dodaci,
ključevi razumijevanja, pitanja i odgovori**

- Kako mislima kreirati budućnost.

- Kako revidirati negativne utjecaje (blokade) iz prošlosti.

- Kako naučiti biti vidovit.

- Kako dobiti pomoć **osobno** od G. Grabovoia.

- Kako ne previdjeti najvažnije informacije G. Garbovoia.

- Kako pomoći ljudima koji su Vam bliski.

- Kako u znatnoj mjeri pospješiti meditaciju pomoću metoda Grigoria Grabovoia.

- Kako njegove primjere analogno primijeniti na sebi.

- Oni koji su do sada smatrali da je teško razumjeti Grigoria Grabovoia, ovdje mogu naći odgovore na većinu svojih dvojbi.

Tko pročita ovaj tekst koji obiluje informacijama, sagledat će Novu sliku svijeta/svjetski obrazac.

G. Grabovoi je izuzetan talent. Svima, koji žele preokrenuti na bolje razne okolnosti (bolest, obitelj, socijalno okruženje), pruža informacije i metode od neprocjenjivog značaja.

Grigori Grabovoi je ovaj rukopis pred njegovu izradu **telepatski** blagoslovio.

Pitanje za čitatelje: Kako je to moguće, kada je sadržaj samog teksta bio nepoznat? Ili je tekst unaprijed već bio definiran? Kada je 50 % teksta bilo gotovo, G. Grabovoi je poslao znak da se nazire svjetlost u labirintu zabluda.

Tekst je odobren jer kod čitatelja otvara prozor spoznaje.

Napomena:

Većina suvremenih ljudi mora prvo razumjeti nešto, da bi povjerovali u to. Tim stavom ljudi <u>nisu</u> sagledali jedan od osnovnih zakona Univerzuma. Jer, novo znanje će se dati onima koji mogu vjerovati! Ukoliko vjerujemo, otvaraju nam se vrata znanja. Tada dobivamo pristup znanju, koje za druge ostaje skriveno.

Sadržaj

Predgovor:

Ova brošura vam pruža informacije do kojih se obično ne dolazi lako. Zahvaljujući njoj možete si uštedjeti dane, tjedne, čak i mjesece napornog rada.

- **Cilj ovog informativnog rukopisa: Lakše razumijevanje i primjena djela G. Grabovoia.**

- *Cilj nije*: Objasniti Boga.

Kako pod djelovanjem brojnih faktora koji utječu na ljude i situacije izbjeći greške

- Mnogobrojni sustavi koji se bave utjecajima na ljude, za mnoge ljude predstavljaju zagonetke i često dovode do pogrešnih zaključaka i odluka. Zbog toga ova ili ona uistinu važna mjera može pogreškom biti ispuštena.

Primjer: Vjerujemo da je dovoljno koncentrirati se na sadašnjost, kako bi se u nekoj situaciji uspostavila harmonija.

Ukoliko pažljivo čitamo Grabovoia vidjet ćemo da se čovjek prvo mora osloboditi ogromne mase negativnih informacija iz prošlosti! U suprotnom nećemo dospjeti u stanje harmonije i uvijek ćemo se ponovno vraćati u negativno stanje.

- Radi izbjegavanja takvih i mnogih drugih pogrešaka ova brošura treba pružiti okvir za djelovanje.

- Pored toga je korisno raspolagati duhovnim prostorom koji pruža jasan uvid u mnoštvu metoda i raznih mišljenja.

- U **holografskom sustavu** (kao što je **čovjek**) uvijek se javljaju brojni utjecaji. Kakav Blagoslov što postoje okvirne smjernice.

Razumjeti domet G. Grabovoia

• G. Grabovoi posjeduje suštinsko razumijevanje događanja u Univerzumu i u svim njegovim dijelovima. On napominje da ćemo **razumjeti svijet, kada shvatimo stanicu.**

• **Sva njegova djela predstavljaju pravi fundus znanja i metoda namijenjenih čovječanstvu.**

• Svi imamo razloga biti zahvalni G. Grabovoiu za njegov rad.

I. Kraljevstvo Božje:

Sadržaj

Pitanje: Zašto je potrebno da pogledamo kako je Kraljevstvo Božje izgrađeno?

Odgovor: Izgradnja svijeta i svih njegovih dijelova podliježu **Svetom Poretku.** Mnoga pitanja koja se odnose na čovjeka sama se od sebe razrješavaju kad sagledavamo taj red.

Poticajne - i blokirajuće sile

Rudolf Steiner kao i Rusi, G. Grabovoi i A. Petrov znaju taj poredak.

U tome se sastoji djelovanje ovih odabranih velikana.

Primjer 1: Koje univerzalne sile predstavljaju *krv*?

Primjer 2: Kada neka bolest ne prolazi, gdje leži njen uzrok?

Primjer 3: Zašto se često neki postavljeni proces ozdravljenja ne aktivira?

Pitanje: Kakve veze sve ovo ima sa Bogom?

Odgovor: Bog je stvorio mnogo više od onoga što mi možemo vidjeti u trodimenzionalnom svijetu.

I: Sve je dostupno i nama na usluzi.

Pitanje: I zato se trebamo raspravljati sa Bogom?

Odgovor: Strukture upravljanja za sve što se u trodimenzionalnom događa nalaze se u Kraljevstvu Sina (Krista). Tko hoće stvarati (npr. stvoriti situacije, izazvati promjene, oslobađati ljude bolesti, itd.) mora točno poznavati načelo, inače može doživjeti razna iznenađenja. A kroz preciznost se uštedi na vremenu.

Protu-pitanje: Znate li na koji način nadomjestiti organ koji je odstranjen?

Ako Vaš odgovor glasi „Pa, ne baš", onda bi mogli baciti pogled preko ramena našeg Svevišnjeg Oca.

Molimo vas prvo pogledajte crtež. Objašnjenja slijede odmah poslije grafikona.

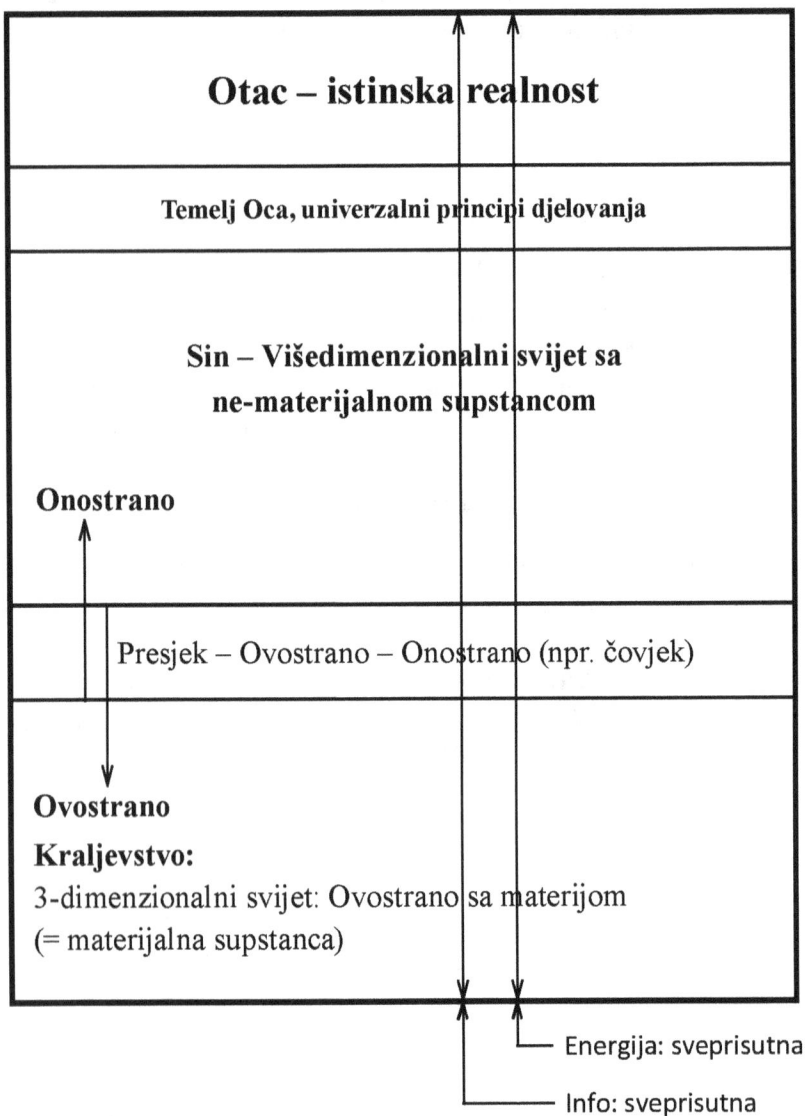

Otac – istinska realnost

Temelj Oca, univerzalni principi djelovanja

Sin – Višedimenzionalni svijet sa ne-materijalnom supstancom

Onostrano

Presjek – Ovostrano – Onostrano (npr. čovjek)

Ovostrano
Kraljevstvo:
3-dimenzionalni svijet: Ovostrano sa materijom
(= materijalna supstanca)

Energija: sveprisutna

Info: sveprisutna

II. Kraljevstvo Božje i njegovi dijelovi:
A) Cjelokupno Kraljevstvo Božje

1. Kraljevstvo Božje obuhvaća sve što postoji:
   a) bilo vidljivo ili nevidljivo
   b) pojmljivo i nepojmljivo
   c) materijalizirano i nematerijalizirano
   d) ono što miruje i ono što se kreće
   e) itd.

2. **Bog** ne samo što odozgo kraljuje nad svime, on i **sudjeluje** u svemu.

3. Ukupno Kraljevstvo podliježe **Svetom Poretku**

Pitanje: Što mi donosi taj Božanski Red?

Odgovor: Kao dio ovog Univerzuma svaka stanica i svaki organ našeg tijela ovise o tom Svetom Redu. Nemoguće je imati zdravlje bez obnavljanja tog Reda kako u nama samima, tako i oko nas. Zato je potrebno poznavati taj Red.

B) Božja realnost (istinska stvarnost)

1. **Vječnost i Jednota** spadaju u najvažnije atribute Kraljevstva što pripada samo Njemu.

2. Vječnost znači da je nešto za sva vremena tako.

3. Sve je Jedno i ujedinjeno.

   a) U *ujedinjenom* prostoru nema oblika ni sjenke.

   b) Sjenke su prisutne samo gdje postoji materija.

4. Otac je samo **svjetlo**, dakle svjetlost *i* tama.

5. U svojoj stvarnosti Otac upravlja cjelokupnim razvojnim procesom svijeta.

Napomena: Ovdje vječnost još uvijek ne igra nikakvu ulogu. Tek na nižem stupnju ona postaje relevantna.

Pitanje: Kakve veze mi imamo sa Božjom realnošću?

Odgovor: Tko ne želi imati vječno zdravlje? Bez vječnosti u pozadini nema vječnog zdravlja.

6. U Kraljevstvu Svetog Oca postoji hijerarhijski red: **ljubav je na prvom mjestu,** zatim slijedi harmonija.

Pitanje: Kakvu korist imam od te informacije?

Odgovor: Bez ljubavi ili neće uslijediti uspjeh ili će se problem samo odložiti.

7. **Pitanje:** S obzirom na razvoj civilizacije, zar se ne možemo snaći i bez Boga, ili ga, barem, ostaviti u pozadini?

Odgovor 1: Upravo najmudrije glave modernog svijeta vratili su Boga na mjesto koje mu i pripada. Njima su poznata njihova ograničenja. A ljudi sa sposobnostima koji su daleko iznad prosječnih vide, npr., kroz astralne pojave tko i što stoji iza našeg, nama vidljivog, trodimenzionalnog svijeta.

Odgovor 2: Onaj tko u sebi nosi oholost spram Boga, po pravilu samo proizvodi unutrašnju disharmoniju.

Pitanje za čitatelje: Znate li na koji način takav stav utječe na

energetsko polje čovjeka?

C) Božji temelj rada

1. U svom Kraljevstvu, Bog je *pod* svojim tronom stvorio temelj koji olakšava rad (= stvaranje).

2. Ovdje se nalaze *načela* **svih** realizacija začetih u donjim razinama. Ta načela se zasnivaju na **realizacijskim tehnikama/** fazama ali se po svojoj prirodi ne mogu poistovjetiti sa realizacijskim tehnikama.

Pitanje: Što to znači?

Odgovor: Načelo je osnova koja stoji iza realizacijske metode odnosno tehnike (vidi na tu temu G. Grabovoi, u npr. „Odabrana predavanja" ili „Radost vječnog razvitka")

3. Slijede najvažnija načela:

3.1. Načelo *„Svjetlost" i „Tama"* kao prvo razdvajanje

a) Tama je dio Božanske stvarnosti. Ona se nikako ne smije po automatizmu tretirati kao dobro i zlo. Ona u prvom redu predstavlja ogroman kreativni potencijal.

b) Tama kao *načelo* postoji *na svim razinama*: od Kraljevstva koje pripada jedino Bogu do materijalne razine (= realizacije u okviru trodimenzionalnosti).

c) **Tama ima mnogo veći stvaralački potencijal od svjetlosne sfere.**

d) **Brzinu tamne svjetlosti** karakterizira vrlo široki egzistencijalni prostor i mnogo je brža od brzine svjetlosti.

Dakle, kozmička informacija može biti jako brza.

Pitanje: Koji je značaj svjetlosne brzine kao teme?

Odgovor: Postoje *vrlo brzi procesi obolijevanja*. Dobro je znati da pomoću naših misli o ozdravljenju možemo biti brži od bilo kojeg procesa bolesti u trodimenzionalnom prostoru, čak i brži od brzine svjetlosti.

Pitanje: Što znače *tamne slike* koje vidi netko tko je vidovit?

Odgovor: Tko se bavi vidovitošću ne bi smio svaku tamnu pojavu smatrati bolešću ili nečim lošim. Crna boja je prije svega neutralna. Bog koristi crno isto kao i snage tame. Međutim, u zdravom, zemaljskom živom biću ne bi trebala biti prisutna crna boja. Žive stanice su jarko svjetleće.

Pitanje: Ima li „crno" veze sa smrću?

Odgovor: Crna boja u organu ili stanici živog bića znak je djelomičnog odumiranja u tim dijelovima, a siva je njen predznak. Crna boja u svjetovnom (dakle u vanjštini) živog bića u trodimenzionalnosti, međutim, označava nešto drugo, npr., često ukazuje na stav onih, koji se očituju „crno".

3.2. Načelo „aktivno/pasivne-informacije"

a) Informacija je prvobitno *čisto pasivna*.
Primjer 1: Točka.

Primjer 2: Mentalno zamišljena sfera (kugla).

Napomena: Iza neke točke (arhiviranja) može postojati čitav svijet informacija.

b) Tamo gdje postoji informacija, možemo govoriti o **prostoru (ili polju) informacija.** Prostor informacija prodire kroz sve i kroz materiju.

Napomena: Ovaj prostor informacija ne treba poistovjetiti sa trodimenzionalnim ovozemaljskim prostorom, iako polje informacija prolazi i kroz ovaj trodimenzionalni prostor.

c) Pasivna informacija se može sagledavati također kao supstanca sačinjena od suptilne materije.

Pitanje: Zar bi me trebala interesirati **pasivna informacija?**

Odgovor: Vrlo. Sama mentalna predstava o zdravlju (= pasivno/statično) **još uvijek ne predstavlja proces ozdravljenja koji se događa unaprijed.**

3.3. Načelo pokreta/nastanak geometrije

a) Pasivna točka **pokretom** postaje: prava linija, krug ili drugi oblik

b) **Nastaju** prve **geometrije.**

c) Promatrač koji promatra određenu geometriju može, ukoliko je pažljiv i uvježban, često već u dvodimenzionalnom crtežu prepoznati mogućnost trodimenzionalnog prostora.

Pitanje: Je li pokret pasivne informacije bitan?

Odgovor: Vrlo. **Jer je moguće promijeniti negativnu matricu jedne informacije (= koja kasnije dovodi do oboljenja). Dobar vidovnjak vidi kako negativna informacija, koja iz crijeva biva uvučena u cilindar, vodi ka mijenjanju konstrukcije. Geometrijski oblik cilindra**

21

se mijenja. To se postiže čistom misaonom aktivnošću: **Premještanjem informacija.** (Vidjeti i: „Unificirani sustav znanja", Poglavlje. 2, strane 6 + 7 od G. Grabovoia).

d) Iako se misaoni proces odvija u mentalnom prostoru, **načelo** koje stoji iza, **upravlja procesom.**

e) I **svaka geometrija može se izraziti brojevima.** Još je Pitagora govorio da se suština svega nalazi u brojevima. Širom svijeta ima mnogo mudraca i znalaca koji su mogli pokrenuti nešto o brojevima. Međutim djela **G. Grabovoia koja se odnose na brojeve „Obnavljanje ljudskog organizma koncentracijom na brojeve" i „Obnavljanje materije čovjeka koncentracijom na brojeve" su jedinstvena.**

3.4. *Načelo energiziranja/aktiviranja informacije*

a) Postavljena informacije je prvobitno totalno *pasivna*. **Kada informacija dobije energiju,** dobivamo **aktivnu** informaciju.

b) **Time informacija postaje događanje, proces koji se odvija, koji nešto čini.**

c) **Najjednostavniji oblik** energiziranja jest: **„Dati impuls."**

Pitanje: Koja je posljedica aktiviranja informacije?

Odgovor: **Ukoliko postavimo, npr. pozitivnu, zdravu informaciju o organu našeg dvojnika (= praslika/protoplazma) preko bolesnog organa (= negativna informacija), potreban je impuls, da bi se proces počeo odvijati. Ako to ne uradimo, ne treba se čuditi što proces koči ili se čak uopće i ne pokrene.**

Napomena 1: Na Božanskoj razini ne postoje ovi drugi oblici energije (= oblici energije koji su nama poznati). Bogu oni nisu potrebni. Električni magnetizam, atomska energija itd. tek se u donjem, trodimenzionalnom svijetu pojavljuju.

Napomena 2: Na Božanskoj razini možemo putem impulsa i vibracije puno postići.

3.5. *Načelo mehanizama upravljanja* kao osnova svakog razvoja.

3.5.1. *Uopćeno*

a) Da bi informacija mogla djelovati u energetskom i zatim u trodimenzionalnom, svjetovnom prostoru potrebna je infrastruktura.

b) **Međutim, da bi sama infrastruktura mogla funkcionirati, potrebno joj je načelo djelovanja.**

c) To načelo djelovanja zaista postoji, kao osnova sveopćeg razvoja u našem Univerzumu, u obliku Drveta života (vidi crtež).

d) Drvo života je geometrija, koja je sadržana i u predivnom cvijetu života.

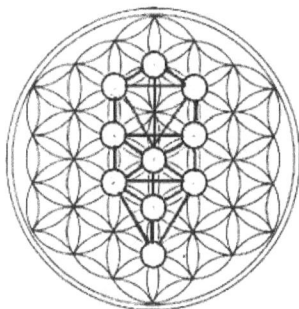

23

3.5.2. *4-slojno Drvo života kao hologram*

a) Struktura Drveta života je *univerzalna* (= vrijedi za sve događaje, pojave i stanja).

b) Osim toga, ova struktura vrijedi **za cijeli Univerzum**, dakle za cjelokupnu sferu/kuglu Univerzuma.

c) **Hologram znači: Struktura je kao cjelina sadržana u svakom njenom djeliću.**

d) Struktura Drveta je 4-slojna kao četiri razine jedna iznad druge. Postoji 10 faza Kreacije (= točka spajanja je jedna faza) po razini. Tih 10 faza se ponavljaju u svakoj od 4 razine. Najviša razina označava se kao Azilut, najniža kao Azijah. **Ova tehnika 4 sloja ne samo da dopušta tok Kreacije od jedne vezivne točke do druge, već i oslikavanje svake više razine u nižoj, u svakoj fazi.**

e) 4 razine predstavljaju *4 vibracijska svijeta*:

Svijet	Čovjek	Pojava	Naziv razine	Oznaka
Duhovni	Duhovno tijelo	Biti + Emanacija	Azilut	Az
Kauzalni	Mentalno tijelo	Kreacija	Berijah	Be
Astralni	Astralno tijelo	Svijest + meditativne sposobnosti	Jezirah	Je
Fizički	Fizičko tijelo	Djelovanje	Azijah	As

Napomena: Neka vas ne zbunjuju ovi nazivi, pod npr. kolonom „Svijet" ili „Čovjek". Bitno je da poslije fizičke i astralne razine slijedi naredna razina. Na toj razini postoji informacija (npr. misli), ali nema energije.

f) **Ovo holografsko načelo stvaranja vrijedi za sve pojave, samim tim i za ljudsko tijelo, biljke, životinje, kamenje.**

Napomena: Ovo načelo jasno ukazuje da npr. i kamen, posjeduje svijest. Međutim, svijest kamena nije u Azijahu. Rudolf Steiner je po tom pitanju bio vrlo jasan.

g) Tko istražuje **Drvo** života otkrit će da je **pun brojčanih enigmi**.

Primjer: Drvo života između čvorova ima 22 staze koje su međusobno povezane.

- Čovjek u lubanji ima 22 pojedinačne kosti.

- 22 proteinske aminokiseline su proteinske osnove za sva živa bića. Te aminokiseline svoj kod dobivaju preko DNK.

Navedeni primjer je samo mrvica u enigmi brojeva koje su sadržane u Drvetu života.

Pitanje: Meni je Drvo života previše apstraktno. Što će mi ono?

Odgovor: 4-slojna struktura i načelo holograma jasno pokazuju da **možemo** upravljati **na svakoj razini, čak i kada je u pitanju ljudsko tijelo** (odnosno duhovno tijelo, uzročno/mentalno, astralno i fizičko tijelo). **U ljudskom tijelu je stanica informativni centar sa 4 sloja (stanica, stanična jezgra, kromosomi, DNK). Na svakoj razini možemo upravljati mnogim procesima, npr. upalnim procesima - zadebljanjima.** (Na tu temu vidi „Unificirani sustav znanja" od G. Grabovoi, strana 19). Više o ovome u poglavlju E.

Pitanje: Što će mi više od brojčanih nizova G. Grabovoia?

Odgovor: G. Grabovoi nas je bogato darovao svojim djelima o brojevima. Na primjer, knjiga „Obnavljanje ljudskog organizma koncentracijom na brojeve", predstavlja riznicu brojeva putem kojih se može utjecati na zdravstvene procese.

Ali 1: Njegovo djelo „Unificirani sustav znanja" jasno govori da se je kod težih slučajeva (raka, ovisnosti) potrebno više angažirati.

Ali 2:   A njegova <u>dva različita</u> djela o brojevima jasno ukazuju da svaki problem ovog svijeta možemo promatrati iz potpuno različitih kutova.

Primjer: „Upalni proces u zglobu". **S jedne strane** su u knjizi „Obnavljanje ljudskog organizma koncentracijom na brojeve" navedeni brojevi za procese oboljenja (za zglob, npr.). **S druge strane** možete materiju zgloba koljena i njegovih sastavnih dijelova obrađivati i putem knjige o brojevima „Obnavljanje materije čovjeka koncentracijom na brojeve".

Pitanje za čitatelje: Je li vam poznato kako da otklonite vrijeme iz tijeka neke bolesti i zaustavite proces? Ukoliko nije, odgovor možete pronaći u djelu „Unificirani sustav znanja" od Grigoria Grabovoia.

D) Kraljevstvo Sina (Krista)

1. Bog je *pod* sobom stvorio Kraljevstvo Sina.

2. To područje još uvijek pripada područjima koje označavamo *onostranim.*

U tom području onostranog, 4 stvari su vječno prisutne:

* sveprisutno polje informacija

* sveprisutno energetsko polje/vibracija

* nematerijalne, eterične - fine supstance

* mnogi mehanizmi upravljanja/-sustavi radi realizacije zadataka u Univerzumu.

3. Polje informacija, energetsko polje i sustavi upravljanja

3.1. Sveprisutno *onostrano* polje informacija

3.1.1 Matrični sustav u informacijskom polju

Ovdje se stvaraju matrice/plave pauze (na osnovu načela, vidi poglavlje C) za buduću realizaciju na materijalnoj razini.

Primjer 1: Arhetipovi (= objekti informacija) svih objekata u materijalnoj sferi:
- Arhetip za svaki kamen
- Arhetip za svaku biljku, itd.

Primjer 2: Vremenski **dvojnici čovjeka** kao objekt informacije:
- Dvojnik iz prošlosti
- Dvojnik iz sadašnjosti
- Dvojnik iz budućnosti

Primjer 3: Arhetip za ljudski oblik (= oblik njegovog omotača).

Primjer 4: I misli čovjeka/mentalno polje, predstavljaju matrice za realizaciju.

I Rudolf Steiner je obrađivao temu arhetipova.

Pitanje: Kakav značaja imaju arhetipovi za mene?

Odgovor: **Prema G. Grabovoiu moguće je da se bolesno ovozemaljsko živo biće regenerira preko postojećeg, savršenog dvojnika.**
Napomena: Pri čemu se ne misli samo o ponovnom-pretvaranju npr. stanice raka u zdravu stanicu, već i o novom stvaranju organa, koji je operacijom već odstranjen.

3.1.2 *Tijek informacije* od polja informacije preko energetskog polja u materijalnost

a) Ako informaciju pažljivo promatramo, vidimo da ona posjeduje *sadržaj* i *oblik*. Ovo se mora razumjeti. **Oblik je ono što je odlučujuće.** (Vidjeti od G. Grabovoia „Primijenjene strukture područja stvaralačke informacije").

b) Prvobitno je geometrijski oblik koji se crta jedno- i dvodimenzionalan (točka, linija). Informacija je po svom obliku još uvijek na Berijah razini.

Informacija je po svom obliku u 3. dimenziji (npr. misaona piramida) već ušla u slijedeći stupanj realizacije (= razina Jezirah). Oblik na toj razini zauzima *prostor, ali još uvijek ne postoji vrijeme* (= još uvijek smo u onostranom).

	Polje informacije	*Razvoj informacije*	*Vrijeme/ Prostor?*	*Područje*
Az	višedimenz.		Bez prostora + bez vremena	Onostrano
Be	višedimenz.	1-dimenz./ 2-dimenz.	Vrijeme bez prostora	Onostrano
Je	višedimenz.	3-dimenz.	Prostor bez vremena	Onostrano
As	višedimenz.	3-dimenz.	prostor + vrijeme	Ovostrano

c) **I:** Kako je informacija dio informacijskog polja koje prodire kroz sve (odnosno, postoji na svim stupnjevima realizacije),

29

preporučljivo je oznake svjetova (Az, Be, itd.) staviti uz konkretne nazive koji su nastali tijekom povijesnog razvoja:

Az	Akasha- načelo
Be	Mentalni svijet
Je	Astralni svijet
As	Svijet grube materije

d) Do sada smo govorili o realnosti polja informacija. Još uvijek ne govorimo o energiji nužnoj za pretvaranje informacije.

Napomena: Pasivna informacija ne prelazi sama od sebe iz jedne u drugu sferu realnosti. Za to je informaciji potreban dotok energije.

3.2. Onostrano sveprisutna *energetska polja*

a) **Energetska polja omogućavaju** *aktiviranje* **informacije.** Kada se informacija aktivira, nalazimo se na astralnoj razini (astralni svijet).

b) Informacija koja ima težnju da se ostvari (= npr. Realizacija u obliku bolesti/ili zdravlja) u materijalnom (= ovostranom) mora prvo dobiti dotok energije.

c) **Na astralnoj razini se procesi time već počinju odvijati.**

d) **Karakteristične pojave informacija sa dotokom energije:**
Primjer 1: **Aura** kamena, biljke, životinje i čovjeka.
Primjer 2: **Vidjeti boje oko tijela (kao i stanične promjene u stanju vidovitosti).**
Primjer 3: **Osjećaj vibracije** u nekom dijelu tijela ili oko tog dijela.

e) *Svjetlost* je već dio astralnog svijeta (a kasnije i dio materijalnog svijeta sa ograničenim spektrom). To je razlog što u snu ili kao vidoviti vidimo drugu **kvalitetu boje**.

f) Ono što je novo i od odlučujućeg značaja nije međutim energiziranje informacije, već energiziranje *oblika* informacije,

Kako je G. Grabovoi objasnio, *oblik* ima odlučujući značaj:

Primjer: **Npr. ako je tema – tijelo, tko je vidovit može vidjeti oblik kvadra u polju štitnjače koja pruža izvješće o zdravstvenom stanju odabranog organa.**

g) Ukoliko se oblik informacije uspije napuniti energijom i prodrijeti kroz našu auru (= zaštitu, pod normalnim okolnostima), tada ona utječe i na nas.

h) **Napomena:** To energetsko zbivanje ne treba poistovjetiti sa energetskim pojavama **materijalnog** svijeta (= Ovostrano).

Dakle: Elektricitet, itd. **ne** pripadaju astralnom svijetu.

3.3. *Sustavi upravljanja radi realizacije zadataka u Univerzumu/upravljanje ljudima*

3.3.1. *Uopćeno* o sustavima upravljanja

a) Budući da svuda vrijedi hologramsko načelo 4 različite razine i u Kraljevstvu Sina **imamo različite sustave upravljanja**. Suština holograma jest da dopušta dotok najraznovrsnijih utjecaja.

b) *Svi* sustavi upravljanja su stvoreni od Boga. (Vidjeti G. Grabovoi „Primijenjene strukture područja stvaralačke informacije")

c) **Ti sustavi upravljanja upravljaju cjelokupnim Univerzumom, dakle i čovjekom u njegovim detaljima kao** i Ovostranim.

d) Bog se poslužio geometrijom za tu infrastrukturu upravljanja koja stoji iza svega.

e) Pri tome su **geometrijski oblici** kao na pr. „**Poliedri**" i **sfere** (= kugla) izuzetno značajni.

Primjer 1: **Piramide se, npr.** smatraju sakupljačima vibracija te mogu na poseban način utjecati na široko polje vibracija.

Primjer 2: **Sfere** ne postoje samo oko čovjeka, već su u vidu stanica prisutne i u samom čovjeku. Zašto onda stanica, pa i zemaljska kugla u svjetovnom, nisu potpuno okrugli, stvar je određenih utjecaja.

Primjer 3: **Geometrije kristala** imaju zbog svoje unutrašnje strukture, posebne osobine. Možemo ih npr. upotrijebiti kako bi izvršili **utjecaj na vrijeme. Kada se nekom nepoželjnom procesu uzme, npr. vrijeme, on se više ne odvija.**

Pitanje: Kako dolazi do bolesti ako se Sveti Poredak nalazi u svakom ljudskom detalju?

Odgovor: Čovjeku je dana sloboda odlučivanja. On može uništiti sebe i druge. Rudolf Steiner je opširno pisao o tome što stiže rušitelja. **Vezano za Božje Sustave upravljanja oni su uvijek raspoloživi i spasonosni. Hvala Bogu, te sustave upravljanja nitko ne može uništiti.**

Napomena 1: Ovdje se govori o **misaonim** geometrijskim oblicima budući da još uvijek nismo na materijalnoj razini.

Napomena 2: Više o mehanizmima upravljanja u poglavlju E.

E) *Točka presjeka „Ovostrano/Onostrano"*

E I) *Zašto se čovjek nalazi upravo na toj točki presjeka?*

1. Čovjek, životinja, biljke i kamen se nalaze točno na točki presjeka između ovostranog i onostranog. Jer sve navedene specifičnosti povezuju ova dva svijeta.

2. Ako su mu poznati, čovjek može imati *svjestan upliv* u svoje sustave upravljanja. Putem sustava upravljanja koji su mu poznati može utjecati na svoju sveukupnu egzistenciju u sva 4 tijela.

3. Ti sustavi upravljanja se međutim nalaze onostrano, iako njihovo djelovanje dopire i do ovostranog.

4. **U ljudskom tijelu točka presjeka je prisutna na mnogim mjestima: u krvi, u svakoj stanici, u svakom organu.**

5. Očigledno je da su **mogućnosti za utjecaj vrlo raznovrsne**. I to mora tako i biti, jer zavisimo od holografskog načela.

6. Nije pravo pitanje, koja je bolja metoda da bi se, npr. utjecalo na zdravstveno stanje ili naše uvjete života. **Važno je kako najlakše stići do rezultata, a pri tome ne ometati nešto drugo.**

7. Ako koristimo sustav **brojeva od G. Grabovoia**, postaje očigledno: Što je djelovanje nečega uopćenije, utoliko je njegovo specifično djelovanje manje.

Primjer: 5-znamenkasti broj ima šire djelovanje (= na mnoge bolesti)

7-znamenkasti broj ima veće specifično djelovanje

od 5-znamenkastog.
Uglavnom, pokretanje postupka sa širim djelovanjem traje duže.

8. Pitanje: Kakve koristi imamo od točaka presjeka?

Odgovor: **Vrlo, vrlo velike. Čovjek ima direktan pristup onostranim sustavima upravljanja. Cjelokupna njegova budućnost ovisi o tome na koji način svjesno koristi taj pristup. Moderan čovjek nije bez duše, jedino što taj pristup ili donekle ne koristi svjesno kako treba ili ga uopće ne koristi. Slijedeća stranica objašnjava razlog tome.**

9. Pitanje: **Kakve koristi od svega ovoga može imati netko, tko nije vidovit?**

Odgovor: a) U svom djelu „Unificirani sustav znanja" G. Grabovoi opisuje **blagotvorne metode koncentracije koje svatko može primjenjivati, iako nije vidovit.**

b) Također navodi kako da postupno stignemo do vidovitosti.

c) **Nadalje: Primijenjene misaone metode djeluju iako nismo vidoviti.**

10. Pitanje: Zar ne mogu prvo svoje fizičko tijelo dovesti u red, pa se onda upustiti u duhovne ili mentalne teme?

Odgovor: **Tko je do sada razumio proces odvijanja i promjene fizičke materije (= fizičko tijelo), zna <u>pravi</u> odgovor.**

E II) <u>Neke</u> od *točaka presjeka u ljudskom tijelu*

1. *Utjecaj na tijelo putem <u>duše i svijesti</u>*

Fizičko tijelo	Mentalno-/Astralno tijelo
Stanica	Duša
Stanične tekućine	Sveti duh
Jezgro stanice	Svijest čovjeka
Kromosomi	Povezanost sa svim drugim objektima informacije u Kozmosu
DNK	Slova /riječi/knjiga života
Proton	Duša
Elektron	Svijest
Neutron	Sveti duh

2. *Utjecaj duše i svijesti <u>preko chakri na tijelo</u>*

Živčani kanali	Chakre
Endokrine žlijezde	Chakre
Neurotransmiteri	Chakre

3. *Utjecaj preko mudri* (fizičkim postavljanjem prstiju u određeni položaj) ili misli na tijelo

Krv	Misaona mudra

4. Utjecaj na krv

Krv	- mudra - rezonanca/vibracija - geometrija kocka/stožac/kocka - brojevi
Krvna stanica	Duša

Napomena 1:: **Ovi malobrojni, ovdje prikazani utjecaji i veze su samo mali djelić svega onoga što se događa.** Ali primjeri koje smo ovdje naveli ukazuju već na vrlo interesantne povezanosti koje su zasnovane na strukturi holograma. Uslijed svoje mnogostrukosti ovdje nije ni moguće predstaviti zbroj svih utjecaja.

Napomena 2: Nasuprot tome **„Cvijet života"** je primjer **„zgusnutog" simbola sa čitavim svijetom informacija iza toga.**

E III) Primjeri za „Sustave upravljanja"

1. Razine: *Mentalne i astralne matrice* **kao sustavi upravljanja na primjeru čovjeka**

a)

Oznaka za razinu	Ljudsko tijelo	
Az	Duhovno tijelo	
Be	Mentalno tijelo	Informativna matrica
Je	Astralno tijelo	Energetska matrica

As	Fizičko tijelo	

b) **Jasno je da su nekom objektu informacije, kao npr.** misao (na mentalnoj razini), koji treba izvršiti određeni utjecaj na fizičkoj razini, potrebni jedan ili više sustava upravljanja, kako bi došlo do realizacije.

c) Možemo zaključiti da između mentalnog tijela i astralnog tijela postoji takozvana **mentalna matrica kao sustav upravljanja koji omogućuje objektu informacije prijeći iz mentalnog u astralni svijet.** Misao iz mentalnog tijela sada može nastaviti vibraciju u astralnom svijetu.

d) **Analogno tome postoji astralna matrica između astralnog tijela i fizičkog tijela koja upravlja prelaskom.**

e) **Pitanje**: Čemu služe matrice?

Odgovor: Možemo na različite načine utjecati na te dvije matrice upravljanja. Franc Bardon je govorio o tome.

Pitanje: I, kada konkretno mi je to potrebno?

Odgovor: Ukoliko te matrice ne „funkcioniraju" pravilno, kod ljudi se javljaju problemi, ili na mentalnoj, astralnoj ili fizičkoj razini.

2. Sustav upravljanja putem misaonih geometrija

a) Sami **sustavi upravljanja** mogu se instalirati **mislima.**

b) *Primjer:* G. Grabovoi u 2. Poglavlju „Unificiranog sustava znanja" *Konstrukcija „cilindar-list-sfera": Koraci ka pojašnjenju:*

* Osmislimo geometriju u mentalnom polju. (Kao sama misao bez konstrukcije to je postupak u **mentalnoj području**).
* Zamislimo tu geometriju. (Zamisao koja sada ima prostor pripada **astralnom području**).
* Izvučemo negativnu shemu iz probavnog trakta u cilindar.
* itd.

Ovi koraci su detaljno opisani kod G. Grabovoia i nema ih potrebe ovdje detaljno opisivati.

Ali: Kada konstrukciju stavimo u akciju, cilindar se puni samo negativnim informacijama i mijenja svoj oblik. **To je genijalno: samostvorena mentalna, geometrijska konstrukcija može nam pomoći regenerirati svoje tijelo.** Ali, da bi takav zadatak uopće mogli ostvariti potreban nam je kao infrastruktura u pozadini specijalni sustav upravljanja. Ona zaista postoji i dana nam je od Stvoritelja.

I: **Ovu vježbu možemo izvoditi, iako nismo vidoviti. Dovoljna je snaga imaginacije.**

3. *Sustav chakri kao sustav upravljanja*

a) O samim chakrama postoji brojna literatura. Zato ih nema potrebe i na ovom mjestu detaljno opisivati.

b) Ali: U ljudskom okruženju možemo mentalno utjecati na chakre kako bi, recimo, ponovno bile usklađene.

Pitanje: Kakvu pomoć imam od toga?

Odgovor: Chakre koje naglo i isprekidano kruže ukazuju na grešku u tjelesnom upravljanju. Ona se poslije nekog vremena očituje u vidu tjelesnih tegoba. Vidjeti na tu temu 10. poglavlje kod G. Grabovoia gdje se govori o munjevitim, odnosno, cik-cak impulsima.

Pitanje za čitatelje: Je li vam poznato sa koliko procesa upravlja štitnjača?

4. Prostor stvaralačke (kreativne) informacije
Suštinska spoznaja

a) Čovjek je centriran u dvije sfere:

* u 2m – sferi duše i

* 5m sferi svijesti sa zrcalom kao unutrašnjom površinom.

* Područje stvaralačke informacije se nalazi u prostoru između 2m sfere i 5m sfere.

b) **Opisi ovoga nalaze se u djelu G. Grabovoia „Primijenjene strukture područja stvaralačke informacije".**

c) I **Da Vinci** predstavlja čovjeka u krugu. Pored toga u Da Vincijevom izvornom prikazu poredane su okolo i druge geometrije. Da Vinci je bio vidovit.

d) G. Grabovoi nam pokazuje da je područje stvaralačke informacije **kreativno i nikada nije štetno.** To je supstanca, koja, ovisno o cilju, stremi spasenju: **U tom području oko tijela misli o spasenju se izražavaju kroz geometrijske oblike.**

e) U toj sferi možemo potaknuti razne informacijske oblike koje smo sami kreirali.

Primjer 1: Cilindar koji sakuplja podatke (vidi 2. poglavlje kod G. Grabovoia)

Primjer 2: Sfera u kojoj se nalazi zadatak, npr. broj.

f) Sve sfere koje se unesu u stvaralačko polje, realiziraju se potom preko makrorazine u mikrorazini (= trodimenzionalnom, ovozemaljskom svijetu).

g) U osobine ovog posebnog prostora spada i mogućnost **upravljanja na daljinu.**

Primjer: liječenje na daljinu.

h) **Pitanje:** Kako mogu takvi mentalni manevri djelovati na dijelove tijela?

Odgovor: **U toj sferi možemo putem snage misli ostvariti vrlo precizan i širok utjecaj. Provođenje je moguće zahvaljujući infrastrukturi u pozadini.**

Pitanje: **Što ako je samo područje oštećeno?**

Odgovor: **Područje stvaralačke informacije nemoguće *je* uništiti. Ono je simbol vječnosti koji nam dopušta stvarati svijet. Stoga, taj mehanizam spasenja postoji čak i u krajnjem stadiju neke bolesti. JEDNOSTAVNO VELIČANSTVENO!**

5. Sustav upravljanja putem rezonancije radi direktnog ostvarenja zadataka u ovostranom pomoću onostranog.

a) Kada dvije stvari vibriraju na istoj frekvenciji uvijek dolazi do rezonancije.

b) Interesantno je: Kada **mentalno** radimo **sa mudrama,** njihova geometrija ulazi u rezonanciju sa našim fizičkim tijelom.

c) Dakle, misli dovode do vibriranja materije. Negativne misli mogu uništiti fizičke konstrukcije. Dobre misli, koje su u harmoniji, mogu ciljano donijeti zdravlje. To je poznato od davnina.

d) **Ali, još bolje**: Bog je stvorio holografsko načelo Drveta života i mi možemo putem ove sheme dovesti i **nas** u potpunu **usklađenost** (= djelovati putem misli na fizičko tijelo):

* mentalno u mentalnom tijelu

* astralno u astralnom tijelu

* preko grube materije u grubo-materijalnom tijelu.

e) Zahvaljujući strukturi holograma opet postoje brojne mogućnosti za stvaranje rezonancija, odnosno različitih putova/metoda. Kod samih mudri javljaju se nedoumice, da li vibracija slovima ili pomoću prstiju. Prednost raznolikosti je, da možemo odabrati jedan ili drugi put koji nam je lakši.

f) Pitanje: Čemu ovaj trud?

Odgovor: **Kada se ponovno uskladimo, svi dijelovi u nama ponovno funkcioniraju harmonično. I: Biti Jedno sa Izvorom (= Stvoriteljem) je oduvijek pokretalo čovječanstvo**

Pitanje: Samo želim biti zdrav. Zar ne može jednostavnije?

Protu-pitanje: Što radite kada vam je, npr. određena kost (recimo, druga koščica srednjeg prsta) oštećena kontuzijom, a liječnik vam ne može pomoći? Jesu li Vam ikada pali na pamet brojevi, slova, mudre?

Pitanje: Kakve veze imaju rezonancije sa G. Grabovoiem?

Odgovor: U njegovom rukopisu „Unificirani sustav znanja" koncentracija na prste zauzima dosta prostora. On tu daje konkretne upute.

Protu-pitanje: Na koji način da lakše dijagnosticirate vašu situaciju?

F) Trodimenzionalni ovozemaljski svijet

1. Prije svega se postavlja **pitanje:** „Što u općeu trodimenzionalnom svijetu egzistira samo od sebe?"

Odgovor: Ništa, čak ni materijalna supstanca kamenja.

2. **Biljka** svoj oblik ima zahvaljujući arhetipu iz onostranog svijeta. Tijekom trajanja svog zemaljskog života, ona u određeni omotač koji je utvrđen arhetipom preuzima mineralnu supstancu i popunjava omotač. Ovozemaljski, mi vidimo te izgrađene minerale, a vidoviti i biljni omotač. A bez onostranog (eteričnog) omotača životne energije biljke ne bi postojale.

I: **Mi ljudi možemo zahvaliti biljkama za našu energiju za život.**

3. A **životinje**? Molimo vas pročitajte, što je Rudolf Steiner napisao o tome. Životinje imaju svijest i njihova duša se ne nalazi u trodimenzionalnom svijetu.

4. **Od nastanka životinja mi, ljudi, imamo naša astralna tijela**. Ali naše astralno tijelo ne obuhvaća samo našu dušu sa svim našim nižim instinktima s jedne strane i uzvišenom sviješti s druge strane. **Također posjedujemo i sve meditativne sposobnosti koje su nam potrebne da kontaktiramo onaj drugi svijet. Što je to onda u nama još materijalno?**

5. A umjetno stvoreni materijali kao plastika itd.?

Odgovor: Ukoliko je raspoloživa mineralna supstanca djelo onostranog svijeta onda nijedan, navodno zemaljski, izum ne postoji, a da onostrano nije sudjelovalo u tome.

6. Još jednom **pitanje**: „Što onda preostaje?"

Odgovor: Slobodna volja čovjeka. Opet, ni ona nije materijalna. **Ukoliko bi čovjek odustao od drugih stvari i svoju volju više angažirao, npr. za vježbe koncentracije koje G.** Grabovoi opisuje u svojim djelima „Unificirani sustav znanja" i „Metode koncentracije", mogao bi ostvariti nevjerojatno puno.

Napomena: Vježbe koncentracije u navedenim djelima su potpuno različite i imaju totalno drugačije ciljeve. Svakome će biti korisno pažljivo pročitati **sva** njegova djela. Ukoliko se identificiramo sa njegovom slikom svijeta, razjasnit će nam se i njegovi tekstovi s vremenom i ponavljanjem. Odnosno: O djelovanju tekstova, molim Vas pročitajte u G VIII ovog rukopisa.

G) Komentari i objašnjenja o djelu G. Grabovoia „Unificirani sustav znanja" (= 1. ključ razumijevanja)

G I) U svezi sa 2. poglavljem njegovog gore navedenog djela:

1. *Zašto geometrijski oblici kao što su cilindar, kugla, itd.?*

1.1. **Najvažnije** kod neke informacije **jest oblik**, kojim se informacija izražava. Informacija se putem oblika, preko svoje geometrije, izražava. Kada su informacije u pitanju, uvijek prvo pomislimo na njen sadržaj. G. Grabovoi je spoznao da je u stvari oblik taj, koji djeluje (odnosno geometrija jedne informacije). Čak i kompleksni sadržaji mogu se svesti na jednostavan oblik, a da se pri tome sadržaj informacija ne umanji.

1.2. **Sve što postoji ima oblik** (stol, planet, čovjek, pas, itd.).

Pitanje: **Što je novo u tome?**

Odgovor: Sva zbivanja (npr. bolest), radnje kao i misli imaju oblik u našem Univerzumu.

1.3. **I buduća zbivanja imaju geometrijski informativni oblik.**

Primjer: **Ako želim biti zdrav u budućnosti, moram još danas u misaoni prostor postaviti jedan ili više oblika za budućnost koji imaju to djelovanje.**

2. *Metode upravljanja putem oblika*

2.1. Ako informaciju postavimo putem oblika možemo, npr. stvoriti i *metode upravljanja* za bilo koji događaj (budući tijek bolesti, buduća okolnost).

2.2. Primjer „cilindar/list/kugla" - ove geometrije ne koristi napamet. **Kugla je za budući, nadolazeći događaj** *najbolji* **oblik za provođenje.**

2.3. „Kuglu (u kanonskom obliku) treba zamisliti kao potpunu, novostvorenu strukturu (organa, npr.)" Nije slučajno što većina živih stanica, Zemlja, itd. ima oblik kugle.

2.4. **Pitanje:** Što je tako izuzetno u svezi oblika neke informacije?

Odgovor: **Taj oblik možemo i vidjeti.**

3. Utjecaj vremena

3.1. Informacija iz prošlosti

(npr. uzrok neke bolesti) G. Grabovoi ističe da moramo rekonstruirati informaciju (= ona dolazi iz prošlosti). **Nekakvo prethodno zbivanje u određenom vremenskom intervalu uzelo je utjecaj i stoji u korelaciji sa prostorom tkiva koje je danas izmijenjeno. Ova informacija iz prošlosti zbog koje smo se razboljeli mora biti izmijenjena, inače će teći dalje i nastaviti djelovati. Ono što se odvija je razvoj putem vremena.**

3.2. Izuzeti vrijeme

Ukoliko nađemo načina da izuzmemo vrijeme iz informacije iz prošlosti možemo ostvariti obnovu „oštećenog". Taj postupak bi trebalo izvesti na način određen i preciziran od strane G. Grabovoia.

Napomena: Tim putem možemo ići različitim načinima. To će nam kasnije postati jasno. Ne preporučuje se uroniti suviše duboko u prethodni scenarij.

Pitanje: Na što trebamo obratiti pažnju pri tome?

Odgovor: Scenarij moramo preokrenuti u pozitivno, „bez pravljenja konstrukcije događaja i bez povrede nekog novog informacijskog objekta".

Primjer: Negativni događaj „pad sa bicikle na tvrdu podlogu" prouzročio je traumu. *Pravilna izmjena:* Pad se dogodio, ali sada na mekanoj mahovini.

4. Arhetipovi, dvojnici i duplikati za dobro stanje

4.1. Postoje, npr., dvojnici za prošlost, sadašnjost, budućnost kao i praslika zdravog tijela. U sferi informacija za sve pojave postoji duplikat dobrog stanja (npr. arhetip zdravog tijela).

4.2. „Norma Stvoritelja"

Ovaj duplikat se može aktivirati radi prelaska na ovozemaljsku razinu i ponovno uspostavljanje zdravlja. **Kada sjedinimo arhetip (= kanonski oblik, odnosno Normu Stvoritelja) sa postojećim oblikom, Norma Stvoritelja će se ponovno uspostaviti u svjetovnom obliku! To se ostvaruje isključivo mentalnom aktivnošću (u informacijskom polju).** **Napomena:** Ovaj način je jednostavniji od načina pod **3.2.** i manje problematičan.

5. *Utjecaj naših misli i naših djela*

5.1. *Misli i djela iz prošlosti*

Budući da svaka aktivnost ulazi u polje informacija uvijek nas sustižu djela iz prošlosti. **Svaka negativna radnja/svaka misao, posjeduje potencijal da proizvede negativne pojave u našem tijelu. Zato je ljubav nasuprot tome, kao svjesni emotivni tijek, iscjeljujuća.**

5.2. **Neuništivost se stječe kada čovjek misli na ispravan način**

Putem ispravnih misli moguće je ostvariti neuništivost:

Primjer 1: Neuništivost nekog ljudskog organa.

Primjer 2: Neuništivost čovjeka kao cjeline.

Pitanje: Kako to neuništivost?

Odgovor: Zato što (pravilno) razmišljanje brže teče od procesa bolesti.

Zaključak 1: Bolest je proces. Ukoliko je zaustavimo, ona više nije bolest.

Zaključak 2: Proces starenja je prije svega misaoni problem.

6. Ponovno uspostavljanje dobrog zdravstvenog stanja - ili situacija u specijalnim točkama.

6.1. Apsolutna točka

Ako znamo kako izvanjske, metalne strukture stopiti do apsolutne točke dospijevamo do skrivenih struktura **upravljanja** onostranog svijeta. Tamo možemo svačije zdravstveno stanje i svaku situaciju ponovno uskladiti sa Normom Stvoritelja.

6.2. Slanje u beskonačnost
Slijedeća varijanta je, poslati nešto u beskonačnost.
Jer: **Pri tome se informacija ulijeva u jednu takvu točku.**
Napomena: Ova metoda je jednostavna za izvođenje.

6.3 Koncentracija na boje

Treća varijanta je koncentracija na boje.
Jer: Boje sežu do beskonačnosti. Ali je prema G. Grabovoiu ova vježba putem vizualizacije boja ipak teža.
Ali: Dovoljna je zamisao, nije potrebno nešto i vidjeti.
Napomena: Zato koncentraciju na srednji prst može svatko izvesti.

G II) Uz 3. poglavlje:

1. Promjena stanica i tkiva

1.1. Stanice se kreću kroz informacijsko područje tijela. Stanica može zastati i stvoriti zadebljanje (npr. tumor).

1.2. Zadebljalo područje može se nastaviti dalje zgušnjavati ili se razrjeđivati.

1.3. Prilikom ovakvih promjena na tkivu mijenja se adekvatno i:

a) **jezgra** stanice

b) **krv**

c) **molekularna struktura** i **informacijska struktura** okolnih stanica.

Napomena: Loše je kada ništa ne poduzimamo a **dobro je,** jer možemo upravljanjem ići protiv toga. Ove promjene na stanicama se javljaju naročito kada je neko tkivo operativnim putem odstranjeno (u ostalim dijelovima tkiva koji *nisu* odstranjeni).

2. *Ponovno uspostavljanje Norme u stanici*

2.1. Ukoliko *u* stanicu vratimo informaciju kao „Normu Stvoritelja", dakle u *unutrašnje* stanične aktivnosti, gruba materija stanice (= mikro-zbivanje) se u skladu sa Svetim Poretkom pretvara u stanje dobrog.

2.2. **Na svakoj staničnoj razini moguće je uspostaviti red unutar stanice (stanica, jezgro stanice, kromosomi, razina DNK).** (Vidi na tu temu Poglavlje C) 3.5.2 ovog rukopisa).

2.3. *Razlaganje negativnih informacija i sprečavanje bolova*

a) Negativne informacije treba izbaciti iz tijela (= izvesti van kroz kožu).

Ali: Bolovi i toksične reakcije se mogu javiti i kada se otvrdnuća rastvaraju.

b) Postupak otklanjanja negativnih informacija je kod G. Grabovoia dobro opisan.

Pitanje: Čemu toliki trud oko rukovanja informacijama?

Odgovor: Ovdje se radi o ponovnom uspostavljanju upravljanja signalima i stanicama koje su već odvojene od tjelesnog upravljačkog sustava (tumori i sl.). Na ovaj način možemo spasiti nešto, što bi inače bilo izgubljeno.

Napomena: Samo hrabro, jer već i same ključne riječi imaju djelovanje. Međutim, kod uporabe riječi trebalo bi poznavati način izražavanja Kabale (potražiti među literaturom Franca Bardona).

3. Za ponovno stvaranje odstranjenog tkiva vrijedi slijedeće:

3.1. **Odstranjena tkiva** ne mogu biti dovedena u Normu Stvoritelja, kao npr. bolesne stanice, nego se moraju **nanovo generirati** (ponovno stvoriti).

3.2. Postoje dva nužna preduvjeta:

a) Najznačajniji aspekt je unutrašnja dozvola (u nama!), prihvaćanje mogućnosti da tkiva mogu nastati na taj način.

Napomena: Najčešća prepreka je vlastita slika svijeta u našoj glavi.

b) Sve ovo djeluje samo kada mentalno uđemo u beskonačnost gdje se sjedinjuju prostor i vrijeme (tj. našu Svijest tamo ne ometaju misli koje sve sprečavaju!).

U beskrajnom buduće informacije i buduća zbivanja još uvijek nisu utvrđena i zato ih sami možemo tamo postaviti.

3.3. Odvijanje

Pitanje: Kako se to odvija?

Odgovor:

a) Mentalno nacrtamo konturu.

b) Popunimo je živom, Božanskom supstancom (zgusnemo).

c) Damo impuls.

Pitanje: Gdje to sprovodimo?

Odgovor: U duhovnom dvojnom sustavu, kako je opisao G.

Grabovoi na str.17 u „Unificiranom sustavu znanja".

4. Održavanje egzistencije i potpuna harmonija

Pitanje: Čemu sav trud da se iznova stvori odstranjeni organ?

Odgovor 1: Samo savršeno fizičko tijelo dopušta nam da ponovno uspostavimo harmoniju u sva 4 tijela (= fizičkom/astralnom/mentalnom/duhovnom tijelu).

Odgovor 2: Navedeni postupak ne služi samo za stvaranje nekog organa. Radi se o općem procesu održavanja egzistencije. A nje će biti samo ukoliko je moguće uspostaviti savršenu harmoniju.

G III) Uz poglavlje 4:

1. Otklanjanje uzroka (izvora) za nastanak izraslina (= npr. kancerogenih stanica)

1.1 Informacijski centar „stanica"

a) Možemo usporediti informaciju na razini stanice sa informacijskim centrom.

b) Taj informacijski centar upravlja:

* staničnim mikroprocesima na svim razinama (stanica, jezgra stanice, kromosomi, DNK)

* Pored toga ima utjecaja i na komunikaciju sa cjelokupnim okruženjem stanice (sa svim susjednim stanicama, organima, sa cjelokupnim Univerzumom).

Napomena: Ovo nam govori o važnosti svake pojedine stanice.

1.2. Uspostavljanje Norme u stanici i u organima

Normu za upravljanje ovim informacijskim centrom čini spektar bijele Stvoriteljeve svjetlosti (Kundalini = iz Svjetla izvirući).

Kada ponovno uspostavimo kontrolu putem bijele svjetlosti štetne stanice se *više* ne stvaraju.

Pitanje: Kako to uopće funkcionira?

Odgovor: Jer bolest sa sobom nosi ometanje zdravog svjetlosnog spektra.

2. Problem samouništenja putem misli i njegovo rješenje

2.1. Čovjek vlastitim, negativnim mislima ometa tijek liječenja (mislima o bolesti, o drugim bolesnicima, neugodnim dijagnozama, o pogrešnim – iako dobronamjernim – savjetima drugih osoba itd.). Pri tome je tih negativnih misli puno više od misli o dobrom zdravstvenom stanju. Iako mnogi ljudi govore kako žele ozdraviti, oni stalno govore i misle o svojoj bolesti.

Pitanje: Zašto je to loše? Normalno je da razmišljamo o bolesti.

Odgovor: Misli su brže od samog tijeka bolesti. Putem negativnih misli mi možemo rapidno ubrzati tijek bolesti. Nasuprot tome možemo obrnutim smjerom, preko dobrih misli, čak i zaustaviti opasan proces.

Pitanje čitateljima: Znate li na što se „zanatski" treba obratiti pažnja? Samo biti pozitivan nije ni približno dovoljno.

2.2. Putem vježbi za preusmjeravanje negativnih misli ka plavom nebu problem ometajućih misli može se prilično lako i elegantno riješiti.

Napomena: Tko ovu vježbu bude radio, uskoro će osjetiti blagodat ove metode. Ova vježba je mnogo jednostavnija od pokušavanja da se misli pozitivno. Ali svatko mora raditi za sebe!

2.3. **Pitanje:** Što nam je više potrebno?

Odgovor: (po Grigori Grabovoiu):

* Žuč odstranjuje stanice raka.

* Bijela svjetlost sprečava.

* Ukoliko sada još suzbijemo i naše bolesne misli, svijet će izgledati mnogo bolje, čak i kod brzo metastazirajućeg raka.

Napomena: G. Grabovoi govori čak i o raku 4. stadija. Ali tu postoji granični uvjet. Pročitajte o tome u „Unificirani sustav znanja, strana 22).

2.4. *Samo zaštita ili mnogo više?*

Pomoću tehnike „Cilindara na glavi" možemo ostvariti slijedeće:

a) Spriječiti negativne misli kod **postojećih** bolesti.

b) Spriječiti negativne misli, koje bi mogle izgraditi **buduće** bolesti (= prevencija).

I:

c) Oslobađanje od negativnih utjecaja koji opterećuju našu dušu, npr. misli o zlu, kriminalu, itd.

Dakle: Ovim možemo djelovati na čišćenju naše duše. Ovu metodu možemo primjenjivati i u konkretnim situacijama „miješanje u tuđe stvari", ovisnost o kritiziranju, itd. Kakav Blagoslov! **Stavite svoje cilindre na glavu!**

G IV) Uz 5. poglavlje:

1. Upravljanje događajem kao što je rak plus životno nezadovoljstvo

1.1. Vježbe za rješavanje problema koji nas opterećuje sa kuglom iznad glave i ispred nosa su jednostavne i dobro opisane u brošurama za vježbanje kod G. Grabovoia.

Napomena: Zanimljivo je da tako možemo dosta **brzo** upravljati situacijom.

2. Upravljanje vremenom

2.1. Vrlo je važna izjava G. Grabovia da svaki događaj (= bolest npr.) ima *vremensku* **strukturu**. *Ne* radi se o tome da se vrijeme odvilo u prošlosti. Radi se o tome da vrijeme ima *posebnu strukturu* (pravi **koordinatni sustav vremena**).

2.2. I postoje različita vremena koja su prouzročila današnje stanje:

Primjer 1: Vrijeme u kojem je nešto pripremljeno, je jedno vrijeme.

Primjer 2: Vrijeme u kojem je nešto postalo *konkretno,* je neko drugo vrijeme.

Napomena: Međutim, to nisu **vremenski trenuci** već vremenski periodi koji etapno nastupaju.

Dakle: **Sva ta** *različita* **vremena odvijaju se paralelno u odnosu na proces, oni stvaraju jednu konfiguraciju vremena.**

2.3. **Ukoliko promijenimo konfiguraciju vremena** u ovom koordinatnom sustavu **onda** možemo budući oblik današnjeg lošeg **događaja** (to bi onda za budućnost bilo zdravlje kao dobar događaj) prevesti (tj. prema arhetipu) **u harmoničnu formu.**

3. Vježbe prstima plus vizualizacija boja

Proces preoblikujemo koncentracijom na boje i na pravi prst:

* određeni prst predstavlja budućnost.

* Gamma spektra boja harmonizira i kanonizira informacijsku *strukturu* koja određuje događaje u budućnosti.

3.1. Funkcionalnost

Pitanje: Zašto je vježbanje sa bojama toliko značajno?

Odgovor: Jer se boja može beskrajno širiti, dakle, dotle gdje prostor (prostor tkiva) i vrijeme, već samo putem naših misli poprimaju novi oblik.

G V) Uz 6. poglavlje:

Kanonizacija događaja/Ucrtavanje popravljanja nekog procesa:

1. Upravljačke misli i njihova vidljivost

1.1. Kada želimo nešto popraviti, naše misli pri tome nešto rade (= upravljaju) i potom promatraju da li se nešto dogodilo (= spoznaja o stanju iscjeljenja).

1.2. Ako dođe do nove spoznaje, ona se vidi u kugli (-duše) unutar 2 metara oko nas. Kugla raste.

2. Preduvjet za poboljšanje

2.1. Događaj „zdravstveni proces" trebao bi kod svake (samo-) dijagnoze prikazivati isključivo poboljšanje. To je cilj. Inače slijede povratni udarci.

2.2. Sve ovisi o tome, što *želimo* prepoznati! *Jedan* traži poboljšanje, *drugi* pogoršanje. **Tijek bolesti i proces upliva duhovnog utjecaja teku** *paralelno*. **Kada je naše razmišljanje u pravcu poboljšanja brže od tijeka same bolesti, očigledno je, što će se dogoditi.**

3. Zaštitni štit kroz pravilno, brzo razmišljanje

3.1. Postoji mnogo pozitivnih stvari koje se mogu otkriti:

a) **Da prepoznamo tijek ozdravljenja i tražimo spoznaju već ukazuje na to da se ide u dobrom pravcu ➔ Međutim, čovjek mora sebi reći, da je to pozitivno!**

b) Povećano znanje nam omogućuje upravljanje.

Znanje o poboljšanju u kugli pred prstom se može osjetiti. Tu nema potrebe da budemo vidoviti.

c) Možda manje osjećam bol.

d) Osjećam možda olakšanje ili nekakvu promjenu.

e) itd.

Napomena: Čim razmišljamo na taj način, širi se Norma Stvoritelja (= zdravlje). A, kada se zdravlje širi, po Grigori Grabovoiu ne može se više govoriti o bolesti, jer bolest nije stanje već proces koji dolazi od negativnih informacija.

Dakle: **Trenutno stanje nije toliko mjerodavno, već pravac u kojem se nešto razvija.**

3.2. Ako u našim glavama pustimo CD *zdravih misli*, stanice se ponovno preobražavaju u žive, zdrave stanice.

4. Otkrivanje tamnih sadržaja kao postupak

4.1. **Iz ovoga što je dosad rečeno postaje jasno da tamni, negativni sadržaj odmah treba pozvati ispred lijevog**

kažiprsta kako bi ga preobrazili u *svijetli sadržaj.*

Primjer kako se to odvija:

a) Ovim postupkom svatko može stanje nekog organa (npr. jetre) mentalno dovesti pred lijevi kažiprst i upitati se: „Gdje leži točka ulaza (= negativna informacija) od koje je sve krenulo?"

b) Osjećamo (ili vidimo vidovitošću) tamo, gdje je bio najnegativniji događaj.

c) Zatim popravljamo stanje putem poboljšanja emocije-/slike.

Napomena: Poboljšanje možemo realizirati i putem dvojnika (= arhetipa).

d) Kanoniziramo novo stanje.

e) Uspostavimo svjetlosnu vezu sa desnim malim prstom i odvučemo njome kanoniziranu sliku u budućnost.

f) Zatim je pošaljemo u beskonačnost radi neometane realizacije.

Napomena 1: Putem ove metode može se rasformirati golema masa kobne informacije.

Napomena 2: Pri tome je osiguran i svakodnevni zdravstveni napredak Jer: ako se ostvari poboljšanje na prstu i tu se kanonizira, tada to već predstavlja prošlost.

4.2. *Slijedeći način:* **Ako se zamisli duga** uz neki negativni scenarij, to također vodi **upravljanju u ‚pozitivno'.**

4.3. **Pitanje:** Kako to da sve ovo funkcionira?

Odgovor: **Organizam predstavlja hologramsku strukturu.** Zbog toga je moguće na stanice utjecati kroz različite načine.

G VI) Uz 7. poglavlje:

1. Upravljanje procesima koji se brzo odvijaju

1.1. Pitanje: Čemu to trebamo?

Odgovor: Kada su u pitanju bolesti koje se brzo razvijaju moramo saznati:

a) *Na koji način* možemo uopće još upravljati situacijom.

b) Koji rezultat donose *naši* postupci upravljanja.

2. Tjelesne reakcije kao barometar sagledavanja

2.1. Prije svega je **zanimljivo** to što kroz tjelesne reakcije uopće možemo ciljano prepoznati nekakvu promjenu u našem tijelu.

Napomena: Dodatak o **segmentiranju tijela** je pravi **test na brzinu**. A kod osoba sa većim problemima nadležni prst jednostavno „vrišti".

2.2. Ove dvije, različite, vježbe koncentracije putem ruku i nogu su za ove dijagnoze dobro opisane. Tako možemo prepoznati organ promjene.

2.3. **Također je bitno** što ovom metodom možemo vježbati sve do same *stanice* u kojoj je bolest započeta.

2.4. **Fantastično** je što možemo jednu jedinu stanicu, začetak bolesti u tijelu, odstraniti iz tijela.

Napomena: Već bi se trebalo podrazumijevati da negativnu informaciju na tom mjestu zamjenjujemo pozitivnom (Stanicom koja je omotana srebrno-bijelom svjetlosnom zrakom, itd.).

3. Postupak dijagnoze

Pitanje: Zašto jednostavno ne izostavimo dijagnozu i radimo samo na ozdravljenju?

Odgovor: **a) Ukoliko nađemo ulaznu stanicu (= prvu stanicu koja se pretvorila u prijetnju), tada možemo:**

* ciljano je odstraniti

* odmah, na istom mjestu ciljano odstraniti negativnu informaciju

* podariti našem biću hrabrost jer uviđamo napredak

b) Dijagnoza koju smo kroz opisani postupak postavili je istovremeno procedura koja liječi.

G VII) Uz 8. poglavlje:

1. Upravljanje događajima ili bolešću u situacijama koje su izvan kontrole (Bolesti ovisnosti kao: droge, lijekovi, alkohol, ljudi sa iracionalnim ponašanjem, npr.)

1.1. Znanjem se upravlja

Znanje mijenja realnost budućnosti. Onaj tko, npr. zna statiku izgradit će stabilniju kuću. **Putem znanja upravljamo strukturom informacije.** Zapažajući stječemo znanje pomoću kojeg onda možemo upravljati.

1.2. Krajnji uvjeti da bi ponovno mogli upravljati

a) Ako su okolnosti izmakle kontroli, potrebna nam je metoda koja će nam pomoći da u budućnosti ponovno možemo upravljati takvim situacijama.

Pitanje: Što je to, čime se treba upravljati?
Odgovor: * situacija,
               * upravljanje situacijom.

b) Postupak treba **usmjeriti ka idealnoj situaciji** (npr. zdravstvenom stanju, financijskoj situaciji, itd.) u budućnosti.

c) **I ovdje vrijedi slijedeće: Pomagač (jer je onaj kome se pomaže ograničen) mora u svom misaonom procesu (= dobre informacije) biti brži od oboljelog** (= iznenadni dotok droge ili neka druga iznenadna okolnost).

d) Kada radimo na taj način, moramo **uključiti sve faktore koji mogu utjecati na situaciju**: Čovjek (= Ovisnik) je središte informacije. Informacije stižu iz njegovog socijalnog okruženja, od njega samoga, od bolesti, iz Kozmosa, itd. Ove informacije je moguće objediniti. **Cilj mora biti:** Stabilnost ostvarenih rezultata poboljšanja.

1.3. *Kako da upravljamo?*

Neke od mogućnosti zapažanja koje omogućavaju buduće upravljanje:

a) **Percepcija grube materije** kroz osjet rukom

b) **Percepcija shematski povezanih linija** podjelom čovjeka na **vertikalne** šuplje prostore

c) **Uočavanje povezanih linija** pri **horizontalnoj** podjeli

d) **Uočavanje preko stepenastih modela**

e) **Percepcija preko kože**

Napomena 1: Ukoliko uočimo neku vezu, ujedno se inicira

i upravljanje u pravcu kanonizacije (= put ka ponovnom uspostavljanju Norme Stvoritelja).

Napomena 2: Na razini informacija istraživati veze između organa - kakav genijalni pristup!

2. *Koraci ka rješenju*

Kada se uputimo u beskonačnost, stižemo do jedne točke. Tu možemo zgušnjavati dobre informacije: „Neka bude u mogućnosti da radi, da zarađuje novac, da ne bude ovisan." Time modeliramo i **kanoniziramo** buduće događaje (na izvoru = budućnost!).

3. *Najveličanstvenije*: *Svi* procesi mogu se mijenjati. Svaki proces je neutralan. Svaki proces i svaka informacija se razvijaju.

3.1. **Ne podrazumijeva se da čovjek, ono što čuje, razumije ili se čak sjeća toga.** Ako radimo nešto sa ciljem da *spasimo* **ljude, dovoljno je samo njihovo slušanje i mehanizam spašavanja je pokrenut.** Svi mi novo znanje već koristimo (na razini sekundarne strukture živaca) podsviješću i to znanje gomilamo dalje! (Putem prikrivene strukture).

3.2. *Utjecaj preko pomagača uvijek djeluje*

To vrijedi za pomagače koji objašnjavaju, kao i za druge kojima se nešto objašnjava. **Ovo je i za pomagače takoreći od životne važnosti jer su često u dvojbi, jesu li oni, za koje je poruka izuzetno važna, uspjeli čuti poruku koja im je namijenjena.**

Dakle: Ono što je izgovoreno djeluje u *svakom* slučaju, kad služi spasenju. Time još uvijek nije izvjesno kada će promjena koju zamišljamo postati i *izvanjski* vidljiva!

I prije svega: **Međutim, i sama osoba mora uvidjeti da njeno ponašanje *ne* odgovara Normi Stvoritelja.**

Tu se javljaju 2 grupe problema:

a) **Mnogi koji pate od neke bolesti trče za pogrešnom slikom svijeta.**

b) **Ovisnicima često nedostaje uvid.** Njihova slabost je druga tema. Na tome se može raditi.

G VIII) Uz 9. poglavlje:

Optimalizacija budućih događaja (npr. zdravlje, životne situacije)

1. Djelovanje knjiga iz naše blizine

1.1. Pitanje: Kako samo tekst od G. Grabovoia na daljini od 71 metara može regenerativno djelovati?

Odgovor: Očigledno da nije bitno, vidimo li nešto, čujemo ili čitamo.

Djelovanje se odvija na 3 različite razine:

a) **S jedne strane djelovanje leži u „zračenju" informacijskog objekta.** Svaka *oblikovana* (mentalna, izgovorena ili napisana) riječ djeluje na preostali Kozmos i prelazi u kolektivnu svijest. **Preko te kolektivne svijesti određeni tekst neizravno utječe na nas.**

b) **Ukoliko neki zapis u sebi sadrži obnavljajući sustav (kao npr. djelo „Unificirani sustav znanja"), on u određenom radijusu oko nas *izravno* djeluje regenerativno. Takva vrsta knjiga djeluje kao kapija dimenzije sa izravnim utjecajem na naše upravljanje.**

c) **Kao što je u 8. poglavlju gornjeg djela opisano, riječi na nas djeluju i kada ih samo naša podsvijest registrira.**

Dakle: Dobro je imati takve rukopise u svojoj blizini. **Knjiga koja sadrži sustav ozdravljenja uz dokumentirane slučajeve koji su iscijeljeni djeluje spasonosno. U tome je svrha dokumentacije „Praksa upravljanja – Put spasenja" Knjiga 1-3 od G. Grabovoia.** Stavite je ispod kreveta! Čak nema ni veze ako niste detaljno pročitali materijal. On djeluje i ovako! Postoji još jedna primjena ove dokumentacije. Više o ovome naći ćete u poglavlju H ovog rukopisa.

1.2. *Problem modernog svijeta informacija*

Naravno da su nam informacije potrebne. **Međutim, još je očiglednije da se treba skloniti od svih negativnih informacija ukoliko želimo ostati, tj. postati, zdravi.**

Napomena: U to se ubrajaju i knjige koje prenose negativne sadržaje.

2. *Uočavanje i optimiziranje upravljanja budućih događaja*

2.1. **Pitanje:** Čemu optimiziranje?

Odgovor: Postoje **tri dobra razloga** za optimiziranje:

a) Uvidjeti da nešto nije u skladu sa Normom (= uočavanje).

b) Korigirati događaj u budućnosti (npr. koncentracija željeza u krvi = „boljitak u budućnosti u odnosu na sada").

c) Prevencija

2.2. Dodatak 1: Događaje sagledati preko 3 vremenska dvojnika

a) Čovjek ima 3 vremenska dvojnika. Po jedan za

* Prošlost

* Sadašnjost

* Budućnost

b) Budući da ima mnogo paralelnih procesa (vidi G IV ovog rukopisa), postoji mnogo procesa iz prošlosti i budućnosti kod kojih je moguće ukrštanje. Ukoliko **svjesno izvršimo** ukrštanje, bit ćemo u prilici ugledati strukturu za izgradnju temelja budućeg događaja.

Koncentracijom putem prstiju možemo se udubiti u događaje iz prošlosti, sadašnjosti ili budućnosti.

Napomena: Ukrštanje vremenskih dvojnika u slojevitoj građi nije baš jednostavno.

2.3. Dodatak 2: Sagledavanje vremenske strukture i upravljanje njome putem geometrije ispred štitnjače

a) Ukoliko ostvarimo **ukrštanje svjesnom aproksimacijom** nastat će struktura (neka geometrija u jednoj sferi) ispred naše štitnjače.

Napomena: Ova struktura (za čovjeka!) predstavlja vrijeme.

b) **Kroz tu geometriju možemo sagledati i upravljati budućim događajem (npr. zdravljem). Upravljamo (= korigiramo geometrijski** *oblik)* **ka „dobrom stanju".**

2.4. Trenutak korekture

Važno: **U trenutku korekture** ne postoji *utjecaj vremena*, mi smo izvan vremena. Nastaje jedino informacija na koju vrijeme nema utjecaja. **Upravo tada su korekture najznačajnije, kao i u točki beskonačnosti.**

Pitanje: Kako to da smo tada izvan vremena?

Odgovor: Jer spajamo tri vremenska dvojnika. Prošlost, sadašnjost i budućnost su *jedno*. Razumijete li sada **smisao jedinstva?** Bogu vrijeme nije potrebno.

2.5. *Promjena kobne situacije mijenjanjem vremena*

Pitanje: Što se treba uraditi?

Odgovor: Mijenjamo ugrožavajuću strukturu vremena (= nepravilnu geometriju koja je nastala u prošlosti), da bi u budućem vremenu nastala bolja informacija.

a) **Norma Stvoritelja** se u sferi ispred štitnjače javlja u slijedećem položaju (od čovjeka promatrano s prednje strane):

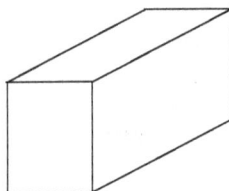

2 cm = š/3 cm = v/4 cm = d

Dakle: Vrijeme je predstavljeno u obliku pravilnog (2 x 3 x 4 cm) kvadra (= matem. paralelopiped).

b) **Povežemo li sferu** ispred štitnjače sa informacionom razinom o kojoj se radi (npr. vrijednosti u krvi ili neki organ), često se prikaže deformacija **kvadra u sferi.**

Dakle: **Ovaj geometrijski *prikaz vremena* pruža nam obavijest, odgovara li budući događaj (zdravlje organa X,** ili bilo koja životna situacija) dobrobiti.

c) **Ako prizovemo Normu Stvoritelja** tamo gdje ukrštanja prave sferu sa geometrijom, **kvadar će se po pravilu ponovno kanonozirati** (ponekad tek poslije tri pokušaja!). **Budući da ovdje obrađujemo strukturu vremena, uistinu unaprijed određujemo tijek određene situacije!**

Napomena: G. Grabovoi opet ovdje napominje, da moramo razumjeti tijek prošlosti i izjednačiti ga (= ispraviti), a da pri tome ne oštetimo druge informacijske strukture.

d) **Napomena: Ta koncentracija na dva kažiprsta također je genijalno otkriće! Ništa ne ide tako brzo kao mentalni proces u sferi.**

Pitanje: **Što treba raditi netko, tko nije vidovit?**

Odgovor: On će pogledati u 10. i 13. poglavlje u „Unificiranom sustavu znanja" od Grigori Grabovoia ili pod G IX i G XII) ovog teksta!

G IX) Uz 10. poglavlje:

1. *Obnavljanje veza između organa*

a) **Pitanje:**   Zašto me treba interesirati **povezanost organa**?

Odgovor: Primjer tih veza je vidljivi, točkasti, svijetleći oblik, (dakle strukturni *oblik*, u vidu točaka). **„Ovaj proces koji odgovara štitnjači predstavlja proces makro kontrole nad funkcijama strukture stanica *i* organa."** To znači, universalne sile **makro upravljanja kontroliraju naš mikro svijet.**

b) Pitanje: Zašto bi nas ta pojava interesirala?

Odgovor: **Preko mikroimpulsa štitnjača kontrolira _brojne_ mikroprocese. To u mnogome nadilazi uobičajeno „razmišljanje o hormonima".**

c) Pitanje: Zašto nitko drugi ne govori o tome?

Odgovor: Kako je taj proces vrlo spor (= mikro impuls u predjelu desne ključne kosti, npr. javlja se na svakih 5 minuta!), vjerojatno ga je rijetko tko do sada registrirao.

2. _Tkiva koja se u tijelu mijenjaju ili upravljanje koje nije redovito_

2.1. Prvo nas **svjetlost** oblika obavješćuje u kojoj mjeri je sustav upravljanja u nama u dobrom stanju. Ako se pak javljaju „krivudavi" oblici ili oblici poput munje, to znači da postoje smetnje.

2.2. Netko, tko je vidovit može vidjeti **6 _direktnih_ zraka** koje je opisao G. Grabovoi. Ukoliko tih 6 zraka dovedemo u Normu Stvoritelja (= Ispravljamo informaciju), regulirat će se procesi u raznim organima koje prvobitno uopće nismo doveli u vezu sa štitnom žlijezdom.

2.3. Time se, pored ostalog, problemi ujedno višestruko reguliraju, jer tijelo predstavlja holistički sustav. Sustav spašavanja sprečava nastanak oštećenja. Negativne misli su opasne, ali ne i namjere spasenja.

2.4. **Ovo je jedna od najznačajnijih metoda sa širokim spektrom djelovanja koja bi se trebala i preventivno primjenjivati.**

3. *Za ne-vidovite*

3.1. Iskustvo govori da, iako nismo vidoviti, možemo pokrenuti ovo načelo. Naravno da je lakše ako vidimo o kojem se obliku radi kao i njegov položaj. Ali najvažnije je biti aktivan u upravljanju, ne samo promatrati.

3.2. U 10. poglavlju su navedene dvije jednostavne vježbe zapažanja budućnosti.

G X) Uz poglavlje 11:

O zapažanju informacija, strukture informacija i strukturama upravljanja i kako se njima upravlja

1. *Postoje razne mogućnosti zapažanja i upravljanja:*

1.1. *Primjeri:*

a) Zapažanje i upravljanje preko duhovno samostvorene osnovne informacijske strukture.

   Primjer: cilindar-list-kugla

b) preko dinamike boje

c) preko logike/znanja

d) kroz osjet

e) zapažanjem i upravljanjem na razini određenog zadatka

1.2. *O zapažanju i upravljanju „uz pomoć duhovno samostvorene osnovne informacijske strukture"* (npr. cilindar-list-kugla)

a) Zapažamo **informaciju** (npr. o bolesti) preko **strukture** informacije. Kroz **informacijsku strukturu** odražava se informacija „bolest". Oblik je taj koji izaziva djelovanje.

Pitanje: Prepoznajete li značenje „In-form-ation" (In-form-acija)?

b) Međutim struktura informacija nije isto što i **struktura upravljanja**! Struktura upravljanja je uvijek u pozadini. Ona je dana od Boga.

c) Upravo nam ova struktura upravljanja iz pozadine dopušta da kao bazu prvo stvorimo informacijsku strukturu od koje možemo početi sa radom, jednu **osnovnu strukturu informacija** kao na pr. „cilindar-list-kugla".

d) Kada se negativna mentalna informacija, npr. probavnog trakta, poveže sa osnovnom strukturom informacije (= cilindar), sa **prikupljenim informacijama** može se promatrati promjena neke prilično dinamične bolesti i zatim se može njome upravljati (npr. putem kugle). Pogledati na tu temu i komentare u poglavlju GI) ovog spisa i u 2. poglavlju knjige „Unificirani sustav znanja" od G. Grabovoia.

1.3. *O zapažanju i upravljanju putem „Dinamike zelene boje"*

a) *Općenito o „boji"*

* Dinamiku zelene boje *ne* treba poistovjetiti sa našom „Predstavom o zelenoj boji".

* U Kozmosu se boja formira prema načelu Drveta života (vidjeti i poglavlje C) 3.5. ovog spisa). Prvenstveno razvoj svake boje podliježe procesu stvaranja. To znači da ona u nama skrivenom svijetu (= Onostrano), podliježe oblikovanju, mijenjanju i pokretanju.

* Dakle, boja ovisi o raznim informacijama.

b) *Boja i bolest*

* Svaki informacijski *oblik* (npr. bolest) može se ispitivati kroz njegovu dinamiku. Dinamika „zelene" svjedoči o *obliku* informacije.

* Kada promatramo događaj koji je *još uvijek* u budućnosti, on ima određeni oblik, dakle i određenu dinamiku „zelene" boje.

c) *Mijenjanje dinamike boje*

Ako na tom mjestu izvršimo utjecaj (tako što ćemo, npr. spektar koji smo zapazili, zamijeniti sa drugim koji ima veću dinamiku), možemo promijeniti dinamiku.

d) **Pitanje:** Što je zapravo „dinamika zelene"?

Odgovor: Jeste li, npr., ikada meditirali kraj jezera? Jeste li doživjeli iznenadno „zeleno" uzdizanje, dok ste pokretali nečije spašavanje (npr. njegovog zdravstvenog stanja)?

Napomena: Kako glasi narodna izreka? „Sve u zelenom području."

I: Nije bez razloga što je ljubav iz srca (= iscjeljenje, puna životna energija) zelena, ne crvena!

1.4. *O uočavanju i upravljanju putem logike/znanja*

a) Mi u sebe primamo znanje.

b) I znanje o prošlosti, sadašnjosti i budućnosti putem vidovitosti jest realno znanje, iako je skriveno.

c) Preko tog znanja možemo, pored ostalog, razumjeti i iracionalne metode. Ukoliko uspijemo putem metoda i znanja doći do novih situacija, ono se polako pretvara u racionalne sposobnosti. „Tko liječi ima pravo."

Dakle: Potrebno je mnogo vježbati da bi vidjeli skriveni svijet.

1.5. *O uočavanju i upravljanju putem osjeta*

a) Osjetiti, tj. osjetiti auru, je bazirano na prepoznavanju strukture valova vibracija koje nas okružuju.

b) Možemo osjetiti vibracije, jer je oblik geometrije u području oko tijela „krupnijeg zrna" i „grublji".

c) Pri tome osjećamo gustoću vibracija.

Napomena: Ovo se može, ali samo približno, usporediti sa onim što osjetimo kada se igramo sa 2 magneta. U auri se ne osjeća „privlačenje/odbijanje", već gustoća u pravom smislu riječi. Kada je bolest u pitanju, ta gustoća se osjeti kao pravi udarac.

d) I: Kada nešto osjećamo, mi već upravljamo.

1.6. *O uočavanju i upravljanju na razini zadatka*

(Zadatak je, npr. izlječenje).

a) *Primjer:*

* Postavi se pitanje, npr. nekom organu ili tjelesnoj točki (koncentracijom na neki segment).

* Na osnovu osjeta u prstu npr. ili u cijeloj ruci stiže nam odgovor o organu/tjelesnoj točki.

* I ovdje informaciju o obliku bolesti uočavamo kao val (= osjećaj).

* Naravno da su valovi u sferi osjeta sporiji od valova u duhovnoj sferi.

b) *Prilagoditi brzinu pri postupku liječenja*

Brzina upravljanja (= liječenje = regeneracija informacijske strukture tkiva) mora se adekvatno usporiti. To se automatski događa ukoliko oblik informacije promatramo kao prostor (vrijeme tu više nije u igri (vidjeti Pogl. D) 3.1.2 ovog spisa) Prostor bez vremena). To znači da mijenjamo prostor nekog tkiva!

1.7. Dakle: do informacijske strukture tkiva možemo stići na dva različita načina:

a) Putem osnovne informacijske strukture

b) putem strukture valova

G XI) uz 12. poglavlje

Bipolarni signali u čovjeku /liječenje Parkinsonove bolesti, raka, itd.

1. U našem tijelu postoje polaritetne podjele koje su u skladu sa Normom Stvoritelja.

2. Kod nekih bolesti ta Norma bipolariteta više ne postoji. Time se remeti upravljanje u brojnim procesima.

Primjeri za Ne-Normu u tijelu:

a) Negativne informacije (= koje se javljaju u vidu tjelesnih tegoba) najčešće prvo nastupaju na lijevoj strani.

b) Kada su informacije teške za preradu, tegobe su najčešće na desnoj strani.

c) Kod Parkinsona je drhtanje prouzročeno brojnim signalima.

d) Kod raka su uvijek prisutni i problemi u upravljanju.

3. *Uočavanje strukture događaja*

Ako želimo sagledati žarište bolesti sa bipolarnom pozadinom, možemo strukturu događaja prizvati u sferu vizualizacije.

a) U toj detaljno opisanoj vježbi od G. Grabovoia radi se o *toku* informacija. Informacija teče ka odvodu. Ovo je tema vremenske strukture.

b) **Odvod je ujedno „područje taloženja" negativnih informacija. Ako se negativna informacija taloži, stvaraju se *aktivna* žarišta (početni stadiji raka) u tijelu. Zato se na tim mjestima javljaju ružičasti – i crveni tonovi ako su se već razvila žarišta.**

4. *Obnavljanje*

a) **Ako u ovoj sferi vizualizacije možemo osjetiti nešto, tada već i sam čin zapažanja predstavlja korektivnu mjeru. Naravno da se informacija može dodatno stabilizirati preko aktivnog prizivanja mehanizma spasenja („Ponovno uspostavljanje Norme Stvoritelja").**

b) I ovdje uočavamo kako putem misli i oblika možemo izmijeniti postojeću negativnu informaciju o uzroku bolesti.

Napomena: Po G. Grabovoiu je, naročito kod Parkinsona, potrebno poduzeti još i dodatne mjere da bi se količina signala reducirala. S jedne strane tu se radi o 2. kralješku odozdo dok je, s druge strane, **izuzetno važno i promatranje uzroka iz prošlosti.**

Dakle: **Opet jedan genijalni dodatak, naročito zato što se i ovdje vrši korekcija jednog vrlo važnog, skrivenog upravljanja sa širokim djelovanjem.**

G XII) Uz 13. poglavlje

Upravljanje probavnim traktom i cerebrospinalnom tekućinom

1. Iz prethodnih primjera očigledno je: Okruženi smo geometrijama.

2. Očigledna dvojba:

a) Možemo, npr. **operirati** crijeva, i analizirati njihovu anatomiju.

Ali: Ni putem samog operativnog zahvata ne saznajemo puno više od bilo kakvog drugog „klasičnog" informativnog izlaganja, a izvršili smo ozbiljan zahvat.

b) Informacije možemo sagledati putem čistog informacijskog prikaza (npr. **putem rendgenske snimke**).

Ali: Time vidimo samo trenutno stanje.

c) Putem **vidovitosti** prelazimo u kanonizirani matrix.

Prednosti: Unaprijed sagledavamo pravu informaciju događaja.

Pitanje: A gdje je tu dvojba?

Odgovor: Iako je vidovitost objektivno postupanje, potrebno je izuzetno puno vježbanja kako bi postigli zadovoljavajući rezultat.

3. *Nada se približava*

Kako navedena vježba koncentracije iz 13. poglavlja stimulira i leđnu moždinu nije neobično da se time potiče i vidovitost.

H) <u>Dodatni</u> ključevi razumijevanja

1. Ključ razumijevanja 2: ključevi za „Brojevi za uspješan business" od Grigoria Grabovoia, brojevi za aktivnosti kao što su hobi / duhovne djelatnosti / realizacija zadataka / ostvarivanje planova.

1.1 Najznačajnije pitanje:

Pitanje: Zašto se ovo poglavlje uopće našlo u knjizi?

Odgovor: **Tko npr. ima <u>veći</u> zdravstveni problem gdje vrijeme, novac, „Sve vezano uz posao staviti pod jedan nazivnik" itd. igraju važnu ulogu, trebao bi razmisliti kako svoju namjeru „sustavnog ozdravljenja" putem brojeva iz knjige „Brojevi za uspješan business" preusmjeriti i osigurati trajni uspjeh.**

1.2 Dakle u pitanju su brojevi za *sve vrste ljudske djelatnosti*:

a) *mentalne namjere*:

Brže učiti/brže razumjeti komplicirane sadržaje/pravilno meditirati/ostati zdrav pomoću tehnika pomlađivanja/ samoiscjeljenje.

b) *Poslovne* aktivnosti:

Uspjeh kao poduzetnik/kao radnik poduzeća/promjena posla

c) *Socijalni* projekti:

Upravljanje s ciljem neumiranja drugih/partnerstvo /životna situacija

d) *Aktivnosti u* slobodno vrijeme:

korisne sportske aktivnosti, više hobija uz manja financijska ulaganja, itd.

1.3. **Pitanje:** *Kakve veze imaju ove (druge) aktivnosti sa „poslom"?*

Odgovor: Svaka od ovih aktivnosti je proces koji ima brojne **faktore utjecaja**. Bez obzira kakvo je rešenje problema, svi oni većinom imaju ove faktore utjecaja:

- Pojačani priljev novca

- Varijabilni utrošak vremena i ne-dolazak u stisku sa vremenom

- Uporaba resursa koji nisu štetni

- Širenje znanja (npr. pomoću novih tehnologija) i informacija za koje je poželjno da su unaprijed poznate

- Rastući intenzitet realizacije

- Povećanje efektivnosti

- Ekološko povezivanje sa okolinom

- Interakcija realizacijskih faktora utjecaja

- itd.

1.4. *Primjer* osobne aktivnosti *„promjena posla ka rukovodećoj funkciji"* i njeni faktori utjecaja:

- Povećani priljev novca: posjećivanje seminara.

- Varijabilni utrošak vremena: bez preklapanja jednog termina predavanja sa terminima drugih predavanja.

- Upotreba resursa koji nisu štetni: dovoljno energije pri realizaciji umjesto slabljenja uslijed rasipanja.

- Proširiti znanje: Preduvjeti su najnovije poslovne tehnologije.

- Efektivnost: Na način da drugi prepoznaju naše sposobnosti.

- Interakcija faktora utjecaja: Vrijeme za zarađivanje i slobodno vrijeme za daljnje usavršavanje se uzajamno ograničavaju.

1.5 **Pitanje:** *Kakve veze imaju brojčani nizovi sa jačinom utjecaja?*

Odgovor:

a) Aktivnost „Pomlađivanja" npr. predstavlja proces.

b) Svaki proces ima geometrijski oblik u informacijskom prostoru.

c) Iza svakog geometrijskog oblika stoji osnovni brojčani niz.

d) Svakim osnovnim brojčanim nizom se može upravljati/ optimizirati preko drugog brojčanog niza

1.6. **Pitanje:** *Zbog čega koristiti brojeve ako neku namjeru možemo ostvariti i bez njih?*

Odgovor: Tko ne bi želio ostvariti **trajni uspjeh** uz minimalno zalaganje? Ali to podrazumijeva **optimalno upravljanje budućih djelovanja faktora utjecaja.**

Protu-pitanja:

a) Koliki broj ljudi pristupa nečemu (= djelatnosti), a da pri tome ne postigne dobre rezultate?

b) Nije li bolje, unaprijed upravljati, npr. budućim nedostatkom vremena koji trenutno još nije saglediv, tako da je vrijeme uvijek optimalno?

Jer: Kod svakog odstupanja od Norme za zadani pojam (za beskonačni razvoj) na subprocese naših aktivnosti se vrši takav utjecaj da ostajemo **na putu ka vječnom razvoju. Utjecaj putem brojeva ostvaruje se, npr., preko pravih misli u pravom trenutku (nužnog priljeva znanja u pravom trenutku itd.).**

1.7. **Pitanje**: *Uspjeh najčešće ovisi o nizu slučajnosti. Kako čovjek time može upravljati?*

Odgovor: Polazeći od vječnosti, „**slučajnosti**" su događaji kojima možemo **upravljati** logikom. To je tako regulirano u univerzalnom prostoru informacija.

1.8 **Tvrdnja**:*Privredne aktivnosti diktira tržište, a ne mentalne vježbe.*

Odgovor: **Svakim procesom (dakle, konkretno npr. „privrednim poduzećem") može se upravljati putem njegovih faktora utjecaja. Iza svakog faktora utjecaja se nalaze brojčani nizovi u informacijskom prostoru Univerzuma.**

2. Ključ razumijevanja 3: Ključ za „Primijenjene strukture područja stvaralačke informacije" od Grigori Grabovoia

2.1 Pitanje: Nije li to previše teorije?

Odgovor: Autor redova koje sada čitate je promatrao kako su ljudi, koje je ova tema zanimala, spis o primijenjenim strukturama prerano odložili sa strane.

Pitanje za čitatelje: Znate li što je „**točka arhiviranja**", što vam može donijeti i kako da postupate sa njom? Ako ne znate, to je dovoljan razlog da djelo pažljivije prostudirate.

2.2 U tom djelu se nalaze zakoni o infrastrukturi, to jest mehanizma **procesa spasenja** koje nam je Stvoritelj stavio na raspolaganje i omogućio njihov otvoreni pristup. Proces spasenja je npr. naše **ozdravljenje** ili obnavljanje nekog porušenog objekta.

2.3 Pitanje: Što da radim sa tim formulama?

Odgovor: Običan korisnik metoda Grigori Grabovoia najčešće ne treba sve te brojne formule. Vrijednost djela za njega je prvenstveno u **npr. 51 zakonu:**

- **o izgradnji svijeta**

- **o osobinama koje su bile važeće prilikom stvaranja (time i za obnavljanje) čovjeka**

- **o području stvaralačke informacije, itd.**

2.4 Pitanje: Što će mi teorija? Dovoljna mi je praksa.

Protu-pitanje:

a) **Znate li** kakva je veza između svijesti i materije? I što sa tom spoznajom **možete** ostvariti?

b) **Znate li** kako je misao čovjeka povezana sa njegovom budućnošću? **Kako konkretno možete utjecati na budućnost?**

c) **Znate li** zašto je „Područje stvaralačke informacije" (koje okružuje čovjeka i u okviru kojeg može, npr. inicirati svoje ozdravljenje, itd.) neuništivo?

Odgovor: **Da bi mogli vječno živjeti. Stoga, čak i kod uznapredovale bolesti još uvijek nam stoji na raspolaganju mehanizam spasenja.**

d) **Znate li** što je zaista izazvalo skraćenje vašeg životnog vijeka?

Odgovor: **Možemo upravljati više nego što smo toga svjesni.**

DAKLE: **Obnovite vašu energiju, vaše stanice, itd.!**
Pomladite se!

2.5 Točka arhiviranja

2.5.1 **Pitanje:** Što to znači?

Odgovor: Npr. neka informacija može se odložiti tamo, gdje se prostor i vrijeme dodiruju.

Protu-pitanje: Znate li gdje je to? Odgovor ćete naći na 26 stranici u djelu „Primijenjene strukture područja stvaralačke informacije" od Grigori Grabovoia.

2.5.2 **Pitanje:** Kakva je svrha odlaganja informacije u točku arhiviranja?

Odgovor: **Informaciju koja je tamo odložena** ne može izbrisati neki događaj. Možete pomoći narkomanu (koji će vjerojatno nepredvidivo ponovno posegnuti za drogom). Ali se time Vaša, tamo odložena informacija o zdravlju ne briše i nadalje može dominantno djelovati. I druge **namjere** možete tako **osigurati**.

2.6 Objekti

2.6.1 Pitanje: Stalno se govori o objektima. Kakve veze to ima sa mnom?

Odgovor: Na informacijskoj razini koja nas okružuje sve je predstavljeno putem informacijskog objekta. Primjer: 1 stol, 1 proces (kao npr. bolest) itd.

Pitanje: I što rade ti objekti?

Odgovor: Ti objekti utječu na nas.

2.6.2 Pitanje: Od kakvog je to značaja za nas?

Odgovor: **Objekt informacije** (dakle, neki geometrijski oblik kojeg možemo npr., izmisliti) **može npr. upravljati našom sviješću tako,** da se materijalna mikrosredina u nama razgradi i ponovno vrati u dobro zdravstveno stanje.

Pitanje: Kako da se zaštitim od nepoželjnih utjecaja, dakle info-objekata koji stižu iz drugih izvora?

Odgovor: **Razmislite pomoću kojih metoda od G.**

Grabovoia možete izgraditi štit koji bi vam zaista pomogao. Više razmišljanja na tu temu naći ćete u ključu razumijevanja 6, točka. 5.7 f) ove knjige.

Prim.:   Sve nam je dano! Potrebno je samo primijeniti.

2.7 Formula za dobivanje energije

2.7.1 Pitanje: Što bih zapravo trebao raditi sa ovom formulom? **Odgovor:** Ako pažljivo pročitamo poglavlje umjesto što reagiramo sa odbojnošću, moći ćemo **razumjeti**:

a) **kako se energija kod čovjeka mijenja sa brzinom kojom uočava neku informaciju.**

b) **Kakve veze ima naša životna energija sa našom harmonijom prilikom uočavanja nekog objekta.**

2.7.2 Još jasnije: **Kada odbacimo sve naše odbojnosti (sve vrste!) mi smo u nezamislivoj mjeri ispunjeni energijom. Bog nam je stavio na raspolaganje beskrajno mnogo energije.**

Protu-pitanje: Jeste li shvatili gdje se gubi vaša svakodnevna energija? Ukoliko niste, pročitajte ponovno točku. 2.7.1 b) i Grigori Grabovoia u „Primijenjene strukture područja stvaralačke informacije".

I 1: Pokušajmo jednom osjetiti radost i harmoniju kada čitamo nešto novo. Tada, sa percepcijom sadržaja raste i naša energija. E = V * S

I 2: Običnom korisniku je dovoljna ova formula za dobivanje energije. Može je, npr., napisati na stomaku. Univerzum će zatim obaviti proces.

I 3: Hvala Bogu tu se nalaze i sve ostale informacije.

2.8 Uključivanje piramida i kristala

O djelovanju prilikom uporabe piramida i kristala naći ćete objašnjenje u ovoj knjizi.

Pitanja za čitatelje: Znate li što piramida simbolizira? Znate li, zašto su baš kristali toliko korisni?

3. Ključ razumijevanja 4: Ključ za „Praksu upravljanja. Put spasenja" Knjiga 1 – 3 od Grigori Grabovoia

3.1 Rekli bismo da nitko nije shvatio smisao i svrhu ovih knjiga.

3.2 Pri tome je njihov sadržaj vrlo jednostavan:

a) Svi navedeni slučajevi su ovjereni sudskim putem, tj. <u>zaista</u> su se dogodili. **Baš zbog toga oni predstavljaju Blagoslov za nas.**

b) **Na taj način su svi slučajevi memorirani u arhivu Univerzuma, u Akashi.**

c) I time je <u>svakome</u> omogućeno, da se vrlo lako pozove na slučaj kako bi <u>za sebe</u> ostvario isto djelovanje.

d) **Samo trebate izvući adekvatan primjer iz jedne od knjiga.**

e) **Preostali postupak naći ćete u poglavlju 6 „I) Metode iz prakse" ove knjige.**

3.2.1 **Pitanje:** Kakve koristi imam od slučaja koji dokumentira dematerijalizaciju boce?

Odgovor: **Radi se o tome da, pozivajući se na ovaj primjer „Primjer dematerijalizacije jedne boce" nešto „analogno boci dematerijaliziramo", dakle, npr. dematerijaliziramo štetne tvari koje se nalaze u tijelu.**

Pitanje:	Zar to nije utopijski!
Odgovor:	Onaj, tko to umije, ne postavlja sebi pitanje o utopiji. Zahvalan je Ocu na Nebesima na darovanim mogućnostima.
I:	Knjige 1 – 3 sadrže mnoge dobre primjere koje samo treba analogno primijeniti. Možemo ih dozvati jer se nalaze u Akashi.
Pitanje:	**Kako čovjek običnih sposobnosti može uraditi ono, što može Grigori Grabovoi?**
Odgovor:	**Infrastruktura koju nam je Bog podario je svakom čovjeku na raspolaganju. Potrebno je samo da poznajemo načela, da naučimo odgovarajuće metode i pravilno ih izvedemo.**

Pitanje za čitatelje: Pada li vam na pamet kako se nešto može lakše realizirati uz zbirku primjera?

Dakle: **Knjiga 2 i 3 su skoro svakom potrebne. Trebale bi se nalaziti u svačijoj „kućnoj ljekarni".**

3.2.2 Pitanje: Što je sa 1. knjigom? Tu se govori samo o zrakoplovnoj tehnici, ili?

Odgovor: **Tamo se uopće <u>ne</u> radi o zrakoplovnoj tehnici. Radi se o mogućnostima vidovitosti** na primjerima:

- **Daljinske dijagnoze**, npr. broja nekog dijela

- **Predviđanja** smetnji u pogonu koji radi

- **Iznalaženja** mjesta oštećenja, koja su inače

nedostupna

- **Otkrivanja** ometajućih interakcija (= veza) između dva dijela
- Povećanja sigurnosti, itd.

Tema je vidovitost, a ne zrakoplovna industrija. Aktivnosti vidovite osobe mogu se analogno prenijeti i primijeniti na bilo koje drugo područje.

Pitanje za čitatelje:

Jeste li ikada do sada putem vidovitosti promatrali jednu stanicu ili organ?

a) **Ukoliko želimo naučiti kako da budemo „vidoviti"**, **možemo vježbati**, kao u ovim dokumentiranim primjerima u:

- Prognoziranju, nalaženju itd. bilo čega na bilo kojem polju primjene.

b) I za ovakve vježbe možemo pogledati odgovarajući dokument u 1. knjizi!

Pogledajte na tu temu Primjer 6 u poglavlju „I) Metode iz prakse" iz ove knjige koja je pred vama.

3.2.3 **I:** Još jedan primjer o smislu ove 3 knjige nalazi se u poglavlju G VIII) ove knjige.

4. Ključ razumijevanja 5: Ključ za „Obrazovni sustav Grigoria Grabovoia"

Pozor! Ovdje se ne misli na (školsko-) obrazovanje! Također se ne radi (samo) o djeci u majčinoj utrobi. I ne radi se samo o djeci!

4.1 Djelo „Obrazovni sustav" pruža nam jednu od najgenijalnijih osnova u cilju karakterno-duhovne promjene čovjeka, bilo da smo osobno mi u pitanju ili netko drugi.

4.2 Metoda koja je opisana u ovom djelu omogućuje nam da, takoreći putem razgovora u četiri oka, vlastitu ili nečiju dušu dovedemo do određenih, izmijenjenih, pozitivnih **načina promatranja.**

4.3 Metoda je otvorena za svakoga, bez obzira na starosnu dob i na jačinu problema. I možemo urgirati u bilo kojem trenutku: npr. naknadno, prenatalno i do 3 godine prije samog rođenja, za sadašnji trenutak ili za budućnost.

4.4. **Pitanje:** Zašto bih vodio razgovor sa nečijom dušom?

Odgovor: **Zato što, prema našem iskustvu, ova metoda omogućuje prodore da bi se netko izveo na „bolji" put.**

4.5 **Pitanje:** Dokle seže djelovanje našeg rada?

Odgovor: Djelo dopušta optimalan duhovni razvoj u prošlosti, sadašnjosti i budućnosti. Također je zahvaljujući ovoj blagoslovljenoj metodi moguće riješiti se blokada.

4.6 **Pitanje:** Koliko vremena je potrebno da dođe do reakcije?

Odgovor: Kod mnogih ljudi se promjena u pozitivnom smislu relativno brzo uočava.

4.7 **Pitanje:** Kako mogu primijeniti „Obrazovni sustav Grigoria

Grabovoia" kod teških oboljenja?

Odgovor: Upravo teška oboljenja najčešće imaju veze sa karakterno-duševnim problemima. Pokažite nekoj, ili vlastitoj duši put ka optimalnom razvoju!

5. Ključ razumijevanja 6: Ključ za „Odabrana predavanja" od Grigoria Grabovoia

5.1 Vezano za 1. predavanje:

a) U 1. poglavlju stoji da **ne trebamo tek tako ostaviti neugodan događaj i** zbivanja koja iz njega proizlaze.

Primjer: Iako neki čovjek koji je doživio nesreću sa vidljivim posljedicama ne pokazuje da ga muče posljedice nesreće, ipak je moguće da on i dalje pati. Netko, tko je vidovit to može zaključiti na osnovu aure dotične osobe.

b) Dalje, Grigori Grabovoi izlaže na koji način se **znanje** može dovesti do neverbalne razine.

Pitanje: Kakva je korist od toga?
Odgovor: Uvijek i svugdje nam je **ta informacijska kugla** na raspolaganju.

c) **Pitanje za čitatelje:** Znate li kada **cilj** (kod nekog stanja bolesti) treba biti izlječenje a kada oporavak?

5.2 Vezano za 2. predavanje:

a) U 2. poglavlju postaje jasno da sa **rastućom sviješću** možemo **preoblikovati** i **dušu.**

Pitanje: Zašto bih to radio?

Odgovor: Da bi sagledali npr., karakterne osobine zbog kojih nastaje bolest.

5.3 Vezano za 3. predavanje:

a) Ovdje ćemo naučiti nešto o povezanosti između prošlosti, sadašnjosti i budućnosti i mogućnostima njihovog mijenjanja.

Pitanje: Ali prošlost je utvrđena, zašto bih tu nešto želio mijenjati?

Odgovor: Kada promijenimo prošlost, mijenja se i sadašnjost. U sadašnjosti snosimo posljedice prošlosti.

Protu-pitanje: Želimo li i dalje patiti ili promijeniti stanje?

5.4 Vezano za 4. predavanje:

a) U 4. poglavlju je jasno prikazano **da moramo mijenjati prošlost, kako** bi u nama nastala <u>nova</u> **svijest.**

b) Kada postavimo **sebi nova načela** i povežemo ih sa **budućnošću** u nama **nastaje novi**, izmijenjeni **duh.**

Pitanje: Kako mogu neku misao povezati sa budućnošću?

Odgovor: **Putem fizičke metode ne možemo ići ni u prošlost, niti u budućnost. Pročitajte kako je to moguće putem duhovne metode.**

Pitanje: Što mi uistinu donosi novi duh?

Protu-pitanje: **Da li poznajete bolji i jednostavniji način za dug život, bez tegoba?**

5.5 Vezano za 5. predavanje:

a) U 5. poglavlju je jasno izloženo kako da stvorimo duhovnu osnovu za određeni događaj (**npr. događaj potpunog ozdravljenja**).

b) Pored toga postaje jasno koji elementi (= pretežni faktori utjecaja) mogu „proizvesti" takav događaj. Dakle, potreban nam je odlučujući faktor utjecaja koji <u>uvijek</u> pomaže.

c) **Pitanje:**   Kako jedan jedini utjecajni faktor može vrijediti za raznovrsna zbivanja koje priželjkujemo?

Odgovor: Upravo je to razjašnjeno u 5. poglavlju.

5.6 Uz poglavlje: „Upravljanje sa iscjeljujućim ciljem"

a) Ovdje je jasno prikazano da treba samo otići npr. na makro razinu, kako bi **samo nekoliko sekundi kasnije** (odnosno, poštujući Božji poredak) mogli **inicirati** našu **osobnu, privatnu namjeru.**

b) **Pitanje:**   Kako mogu stići na makro razinu?

Odgovor: U tu svrhu navedeni su brojni putovi, npr. putem brojeva, slova, zvukova itd.

c) **Pitanje:**   Što nam konkretno donosi **upravljanje putem brojeva?**

Odgovor: Brojevi, odnosno njihove vibracije nas neprestano okružuju. Njihov pravilni poredak postavljen je od Boga. **Je li vam** poznato kakve veze ima <u>pogrešni pravac brojeva kod</u> dijabetesa? Točan odgovor ćete naći u predavanjima Grigori Grabovoia od 18.04.2002.

5.7 Uz poglavlje: „Učenje o spasenju i harmoničnom razvoju"

a) **Pitanje**: Kakve koristi imam od te teorije? Želim samo ozdraviti.

Odgovor: **Dokle god smo uvjereni da ćemo sami od sebe (= egoistično) ozdraviti, nećemo dobiti pomoć niti ćemo trajno ozdraviti. Samo kada je cjelina (= Univerzum) neometana i svi imaju koristi od našeg spasenja (= ozdravljenja) bit će nam pružena pomoć. Ali za to moramo nešto učiniti.**

b) **Pitanje**: Kako ja mogu doprinijeti spasenju Univerzuma?

Odgovor: To je mnogo lakše, nego što mi mislimo. Potrebno je samo da naše razmišljanje malo promijenimo.

c) **Pitanje**: Trebam li još i razmišljati o spasenju drugih kada sam teško bolestan?

Odgovor: Upravo je **teškom bolesniku potrebna brza pomoć**. A u ovom poglavlju je jasno prikazano kako da brzo dođemo do pomoći.

d) **Pitanje**: Radi se o fizičkom tijelu sveobjedinjujućeg Boga. Što da radim sa tim?

Odgovor: Tijelo sveobjedinjujućeg Boga je neuništiva konstrukcija (vidi Grigori Grabovoi, strana 66 i točka.5.8 u ovoj knjizi).

Protu-pitanje: Je li vam jasno zašto se netko, tko je obolio od teške bolesti, treba identificirati sa neuništivim, fizičkim tijelom sveobjedinjujućeg Boga? Tko

Vas sprečava da djelujete zajedno sa fizičkim tijelom sveobjedinjujućeg Boga?

e) Pored toga učimo kako možemo **jednoj cijeloj grupi** (npr. grupi ljudi koja se nalazi u opasnosti) nešto **predati** (npr. **informaciju**).

f) **Još:** Naučit ćemo nešto o ophođenju sa **rušilačkim signalima** (= informacijama).

Pitanje: Onda čak više ne bih trebao niti radio slušati, o televizoru da i ne govorim, zar nije tako?

Odgovor 1: Svaki čovjek može odlučivati slobodno o tome što čini.

Odgovor 2: Za **osobe koje se bave iscjeliteljskim pozivom** je kontakt sa uništavajućim signalima vrlo ozbiljna stvar. Također ovdje učimo i kada trebamo reagirati drugačije npr. kod normalnih problema i kod vrlo zloćudnih procesa.

Pitanje za čitatelje: Znate li zašto iscjelitelji, prirodni liječnici i doktori imaju skraćen životni vijek?

5.8 Uz poglavlje: „Metode za približavanje fizičkom tijelu sveobjedinjujućeg Boga".

a) Samo u ovom poglavlju nalazi se 10 konkretnih savjeta.

Pitanje za čitatelje: Znate li već zašto stalno trebamo stvarati neki nastavak npr. i sada, dok čitate ove redove?

b) **Pitanje:** Što da radi običan čovjek sa fizičkim tijelom sveobjedinjujućeg Boga?

Odgovor: Počnemo li se kretati ka Bogu tako što znamo da se nalazi u fizičkom tijelu, olakšavamo si zadatak. Sve se zasniva na tome da se približimo fizičkom tijelu sveobjedinjujućeg Boga.

c) **Pitanje:** Čemu onda uopće tijelo ako se skoro sve odvija na mentalnom planu?

Odgovor: Da bi putem naših čula mogli primiti događaj i analizirati ga, kako bi poslije upravljali. **Bolest je uglavnom upravljanje koje je duže vremena zapostavljeno.**

d) **Pitanje:** **Zašto čišćenje ide do Norme?**

Odgovor: Kako bi mogli piti iz našeg čistog izvora duše.

Pitanje za čitatelje: **Znate li što se zbiva** kada se dogovorimo sa sveobjedinjujućim Bogom u fizičkom tijelu, sretnemo se tamo i potpišemo ugovor?

6. Ključ razumijevanja 7: Ključ za djela „Obnavljanje ljudskog organizma koncentracijom na brojeve" i „Obnavljanje **materije** čovjeka koncentracijom na brojeve"od Grigoria Grabovoia.**

6.1 **Pitanje:** Čemu služe **dvije** različite knjige o **brojevima?**

Odgovor: **S jedne strane je** ljudski organizam **proces koji se odvija.** Tu se nađu i procesi, kao **npr. bolest.** Opet, **s druge strane,** može, npr. sama **materija npr. koža biti** na određenom mjestu oštećena.

6.2 **Pitanje:** **Kako** da **znam, djeluje li** uopće liječenje putem **brojeva?**

Odgovor: a) **Tko je vidovit taj vidi** da postoji **djelovanje.** Brojevi funkcioniraju.

b) **Tko je suptilan on** često prilikom regeneracije materije odmah **osjeti** tjelesnu reakciju.

c) **Dobro je vježbati** na dijelovima tijela, na kojima se (naravno nakon adekvatnog perioda regeneracije) jasno uočavaju razlike rada (npr. na površini kože).

6.3 **Pitanje: Kako da** putem brojeva **najbrže** stignem do cilja?

Odgovor: **Tako što ćemo uključiti „duhovnu" ploču. Ponavljanjem, ponavljanjem, ali uz primjenu tehnika (pogledaj na temu poglavlje „I) Metode iz prakse" iz ove knjige).**

6.4 **Pitanje:** Čemu stalno ponavljanje?

Odgovor: **Imajte na umu, da tijelo, u sekundi, navodno biva novostvoreno. Bitno je koji signali (dakle izgrađujući ili razarajući) imaju jači utjecaj na tijelo.**

7. **Ključ razumijevanja 8: Ključ za „Radost vječnog razvitka" od Grigoria Grabovoia.**

7.1 **Ova knjiga Grigoria Grabovoia ponovno predstavlja pravi izvor onim ljudima koji žele nešto pokrenuti.**

7.2 **Uz poglavlje „Stvaranje čovjeka"**

a) Ovdje je jasno prikazano da **možemo** upravljati **cjelokupnim izvanjskim svijetom** (= trodimenzionalnim svijetom).

Pitanje: Kakve veze ja osobno imam sa poglavljem „Popravljanje svijeta"?

Odgovor: Prvo, živimo u holističkom svijetu. I, drugo, Univerzum pomaže onome, tko moli za pomoć prvo za cjelinu (tek onda za sebe).

b) Kako ne živimo u bezzračnom prostoru, bivamo konfrontirani sa „zadacima koji se stalno mijenjaju".

Pitanje: Što me se to tiče?

Odgovor: Naši zadaci se mijenjaju i zato moramo:
* uvijek iznova odrediti naš osobni <u>unutrašnji</u> status
* spriječiti moguću globalnu katastrofu <u>prema van</u>.

c) **Čovjek može pomoći Bogu u njegovom djelu. I to se od nas i očekuje.**

Pitanje: Kakvu praktičnu primjenu bi to trebalo imati za mene?

Odgovor: Npr. **održavanjem forme**. Upravo je naša obveza **da održimo vlastitu tjelesnu formu i da odbacimo pogrešno razmišljanje, pogrešne emocije i pogrešno djelovanje.**

Pitanje: Konkretno, kako to ide?

Odgovor: Npr. **koncentracijom na udove**.

Jer: Time se Božanska svjetlost prenosi kroz tijelo i **proizvodi zdravlje**. Što pritom trebamo promatrati, navedeno je u ovoj knjizi u poglavlju „I) Metode iz prakse" priložene knjige.

Protu-pitanje: Jeste li ikada razmišljali o značenju određene mudre i kako ona djeluje?

d) **Pitanje:** Ipak živimo u vrlo kompleksnom svijetu. **Kako** ja mogu uskladiti **brojne utjecaje?** Tko sam ja da se umiješam u to?

Odgovor 1: Svaki čovjek mora sam izaći na kraj sa svim informacijama koje mu dolaze.

Odgovor 2: Imamo sva potrebna sredstva i tehnike da bismo to i mogli.
Naš zadatak je ostvarenje Božjih zadataka. To znači: ako ostvarimo makro spasenje (kod drugih ljudi ili bilo kojih odnosa), tada će se i naši problemi riješiti.

Pitanje: **Time što pomažem drugima, pomažem i sebi?**

Odgovor: Točno, pod pretpostavkom da to radimo na ispravan način. Jer: Treba znati pomagati, u suprotnom može čak i škoditi.

Pitanje: Što se tu ima pogriješiti?

Odgovor 1: Organi se, npr. regeneriraju na staničnoj razini. Ništa ne postižemo ako se ugrubo, npr., usmjerimo samo na stanice na desnoj strani tijela.

Odgovor 2: A i onaj, tko pomaganje stavi iznad ljubavi prema Bogu, čini pogrešku. Sjetite se 1. zapovijedi.

e) **Pitanje:** **Mnoge bolesti** su **duševnog** podrijetla. Kakva je onda korist od otklanjanja fizičke bolesti?

Odgovor: Tko vas sprečava da vlastitu **dušu** strukturirate ka dobrom radi beskrajnog daljnjeg razvoja? **Nužno**

je otkloniti čak i najmanji djelić sustava koji uništava. A za to postoje sredstva.

7.3 Uz poglavlje: „Organiziranje sreće"

a) Pitanje: Sreće imate ili nemate. **Kako** je onda mogu **organizirati?**

Odgovor: **Baš u tom grmu i leži zec. Možete sreću osjetiti, dakle razviti osjećaj sreće. A jedna trunka sreće (koju razvijemo) može cjelokupni razvoj skrenuti u drugom smjeru.**

b) Pitanje: I što to donosi?

Odgovor: Možete npr. sebe i druge sačuvati od prijetećeg zla.

c) Pitanje: Ovo zvuči ezoterično. Kakva je konkretna korist?

Odgovor: Postavite **impuls sreće u neku sferu** koju potom premjestite. Onda svuda možete dodati sreću. Na taj način možete organizirati sreću u, npr. bolnicama. Molimo vas, pogledajte 7. primjer u poglavlju „I) Metode iz prakse" u ovoj knjizi. Nisu samo magovi ti, koji mogu zaustaviti npr., oluju.

7.4 Uz poglavlje „Radost vječnog razvitka"

a) Pitanje: Ovi **pojmovi** sreća, radost, stvaranje čovjeka su svi **tako apstraktni.** Može li i bez toga?

Odgovor: **Na osnovu radosti se u nekom događaju formira** slijedeći interval (npr. događaj vašeg **ozdravljenja).** Tu nema ničeg apstraktnog. **Bez osjećaja radosti**

(dakle, o npr. slijedećem koraku ka ozdravljenju) se ništa neće razvijati u željenom pravcu. „Obnavljanje narušenog stanja po Normi" stvaralački je čin.

b) **Pitanje:** Zar ne mogu stvarati a da se ne kreveljim?

Odgovor: Radost nije kreveljenje. Radost donosi brzo razmišljanje i uspjeh. Čak ni tornado tu ne može ništa spriječiti.

7.5 Uz poglavlje „Učenje o uskrsavanju" (Predavanja od 17.09.2002.)

Napomena: Prava riznica smjernica.

a) **Pitanje:** Kakve ja veze imam sa uskrsavanjem?

Odgovor: **Temeljni zakoni, načela i metode uskrsavanja su važeći za obnavljanje svega i svakoga, dakle i stanice, organa, određene životne** <u>situacije,</u> **itd. Tko** <u>slijedeći</u> **element svog (nečijeg) razvoja odredi (= navede) već je uskrsnuo budućnost.**

b) **Pitanje:** Zašto onda toliko toga ide krivim putem?

Odgovor: Možemo doslovce <u>svime</u> upravljati. Ali će naš osobni razvoj biti stabilan samo ukoliko se razvijamo u pravom smjeru, to jest u smjeru Stvoriteljevog razvoja.

c) **Pitanje:** Pa to je iluzorno. Neprestano nas nešto skreće sa našeg puta? Kako to mogu zaustaviti?

Odgovor: Ako postavite **nova načela** (na primjer: karakternu promjenu zato što lako planete), načelo će se ostvariti nepromijenjeno, ukoliko mu ispravno pristupite. **Jednostavno se javlja drugi rezultat ako promjeni pristupite, npr. iz duše ili preko svjesnosti.** I ima razlike jeste li uključili beskonačnost ili ne.

Prim.: Vidjeti na tu temu i pod „I) Metode iz prakse" u ovoj knjizi. Pored toga željeni rezultat ovisi i o našim stalnim naporima.

d) **Pitanje:** Zar se moj **karakter može promijeniti** putem **razmišljanja?**

Odgovor: **Uskrsavanje je proizvod našeg razmišljanja.** Npr. osjećamo neki dio tijela i time ga istovremeno izgrađujemo.

e) **Pitanje:** Ne bih baš razmišljao u tom smjeru ako će to biti bolno.

Odgovor: Zamislimo dio tijela u skladu sa „Normom". Nema ničega bolnog u tome.

f) **Pitanje:** **Nigdje ne nalazim odgovore na moja pitanja.** Kakve onda koristi imam od ovih metoda?

Odgovor: Ovo poglavlje nudi:

I. **24 temeljna zakona**

II. **42 načela** (= principijelnih sustavnih polazišta za djelovanje radi rješavanja određenog problema)

III. **30 metoda**

IV. **17 vježbi** za svaki dan

I postaje jasno da čak i **sami** možemo formulirati **upravljanje**

unutar makro prostora. To možemo sagledati kada radom usvojimo ta načela i metode. Više o ovome u poglavlju I) „Metode iz prakse" u nastavku knjige.

g) **Pitanje:** Tko može toliko raditi? U knjizi se nalazi ogromna količina materijala.

Odgovor: Molim vas, sjetite se slijedeće izjave Grigoria Grabovoia: **„Što više prikupimo pravog znanja, utoliko će biti manje ekstremnih zbivanja oko nas."**

DAKLE: **Stalno čitanje ovakvih tekstova sprečava nas, već tijekom samog čitanja da mislimo pogrešno, osjećamo pogrešno, želimo pogrešno i da djelujemo pogrešno. WOW!**

7.6 Uz poglavlje „Uskrsavanje" (Predavanja od 24.09.2003)

Pitanje: Kako to da se ovdje opet radi o načelima?

Odgovor: **Korisnih savjeta nikada dosta.**

Pitanje za čitatelje: Znate li što možete uraditi preko vašeg astralnog palca i jetre, kako bi obnovili um?**

8. Ključ razumijevanja br. 9: Ključ za „Brojčani nizovi psihološkog normiranja" od Grigoria Grabovoia

8.1 Uopćeno

8.1.1 Kome je ovo genijalno majstorsko djelo od značaja?

Djelo koristi:

* svim **duševnim bolesnicima**

* svim **terapeutima** duševnih bolesnika

* svima koji namjeravaju **svoju ličnost razvijati dalje** (= doći do svjetlosti) i kojima na putu stoje karakterni nedostaci.
* svima onima koji imaju fizičke (tjelesne!) probleme **i ne znaju,** što uzrokuje njihovu fizičku patnju
* svima onima sa fizičkim problemima kojima **nije jasno zašto** njihova fizička tegoba neće trajno nestati
* svim onima kod kojih je liječenje fizičke tegobe proizvelo drugu bolest
* svima koji se žele profilaktički umiješati u svoj život, jer nisu, npr. uravnoteženi.

8.1.2 Teme:

Ovdje se mogu naći brojevi **za najširi mogući spektar** iz psihologije:

* **Psihodijagnoza i psihoterapija**
* **Socijalna psihologija i psihologija rada**
* **Psihologija patologije**
* **Psihofiziologija**
* **Defektologija**
* **Psihologija zapažanja**
* **Psihologija osobnosti**
* **Psihoanaliza**
* **Motivacijska psihologija**
* **Psihologija mišljenja i pamćenja**
* **Psihologija emocija**
* **Psihologija osjećanja i odnosa**

8.1.3 Metode odnosno mogućnosti

U predgovoru djela spomenuto je 9 mogućnosti, **na koji način** možemo raditi pomoću brojeva. Radi se o općim mogućnostima za uporabu brojeva.

Prim.: Dakle, ove metode nisu ograničene samo na „psiho-brojeve".

8.1.4 Uspostavljanje Norme

a) Za svaki psihološki pojam (termin) koji je u knjizi naveden postoji brojčani niz za normiranje <u>onih</u> događaja koje čovjek proživljava tijekom procesa razvoja.

b) Razlikujemo

* Odstupanje od nekog pojma.

* Odstupanja od procesa.

8.1.6 Utjecaj koji ima široko djelovanje

Svakako je, neovisno o rezultatima, **korektura u psihološkom području** i **„Psihologija vječnog razvitka"** nešto sasvim **novo**. Grigori Grabovoi nam ukazuje na osnovne zakone koji stoje **iza** psihologije.

Pitanje: Zašto bi me ti zakoni interesirali? I bez toga sam ispao iz ravnoteže.

Odgovor 1: Ti zakoni osiguravaju organizaciju danu od Univerzuma koja omogućuje naše postojanje, **NPR.** organizaciju socijalnih društvenih povezanosti i njihove zakonitosti. **WOW!**

Odgovor 2: Ako razumijemo te zakone, postaje jasno da možemo i sami upravljati.

Pitanje za čitatelje: Jeste li svjesni koliko je to stanje značajno?

8.2 Daljnja objašnjenja o radu sa brojčanim nizovima i vječnosti

8.2.1 Brojevi kao misli

a) Hajdemo izabrati neki pojam i njegov broj iz „psiho-atlasa" vezano npr. za temu „agresija". Možemo **taj broj promatrati kao misao.** S vremenom će se (kada uočimo nešto u realnosti) naše radnje prilagoditi toj misli. Odnosno, **naše radnje se mijenjaju ovisno o broju** i to tako da mogu postati baza za vječni razvitak.

Prim.: Naše misli određuju naše djelovanje. To mnogi ljudi odavno znaju. **Ali: Zahvaljujući brojevima upravljanje postaje jednostavnije, preciznije i izravnije u odnosu na druga sredstva.**

b) **Ako pritom imamo pažnju u svakodnevnom životu,** vidjet ćemo koja su to događanja koja odgovaraju odabranom broju. Možemo zatim ta događanja „unijeti" u taj broj.

Prim. 1: To znači da time možemo mentalno sabrati konkretna zbivanja pod pojmom „agresija" koji smo naveli kao primjer.

Primjer na temu:

* „Agresija" nam je sada pojam za ponašanje koje se treba promijeniti.

* Neka naša pojedinačna reakcija kao što je, npr. „urlanje na nekog" (= događaj koji vidimo kada pažljivo promatramo). Takav događaj možemo onda povezati sa pojmom „agresija".

Prim. 2: Naravno da ovdje možemo postupati na različite načine jer postoje razne vrste agresije. I tu je zahvaljujući diferenciranim pojmovima „psiho-atlas" od pomoći.

c) Ukoliko se, prilikom naših svakodnevnih radnji, sve više sagledavamo (= razvoj vlastite percepcije), možemo i pomisliti da izvan svake realnosti (u idealnom prostoru) posjedujemo konačne, željene osobine, naime, tada bismo bili vječni.

Prim. 1: Kroz ovakvo razmišljanje Grigori Grabovoi nas vodi **ka nečemu** odlučujućem.

Prim. 2: Upravo za taj trenutak kada razmišljamo o tim vezama, **Grigori Grabovoi** nam **predlaže vrlo praktičan postupak** koji nam pruža mogućnost da našu realnost ovjekovječimo brojčanim nizom. I objašnjava nam koju ulogu vječnost ima u tome.

Napomena: Pročitajte što na tu temu stoji u predgovoru. Zaista je jednostavno.

d) Ukoliko ovo shvatimo na pravi način, spoznat ćemo da (prilikom obnavljanja čovjeka **putem brojčanih nizova i koncentracije) voljom mijenjamo svijet u pravcu vječnog razvitka.** (I oslobađamo naše izvorno, vječno znanje.)

Prim.: Na ovaj način možemo stvoriti vječno tijelo.

e) Kroz određeni brojčani niz (koji predstavlja stanje Norme), do nas stiže znanje. I to znanje opisuje duševno stanje koje predstavlja Normu. To duševno stanje time označava tu (= našu) vječnost.

Prim.: Također to znači da u vječnosti sve odgovara Normi.

f) Ako smo ponekad razmišljali o našem postojanju, uvijek možemo ponovno ući u slična stanja. Tada nam ni brojevi više neće biti potrebni.

g) **Logika mnoštva brojeva** i njihove kombinacije:

* Upravo **kroz** to spoznajemo **vječnost**. Jer: vječnost se implicitno nalazi u toj logici. Vječnost primamo u sebe takoreći kao znak (simbolično).

Pitanje za čitatelje: Jeste li svjesni od koga ti brojevi iz pozadine potječu?

* Ovi brojevi opisuju geometrijski oblik. I: To nam omogućuje da dođemo do procesa spoznaje. Time se možemo opredijeliti za varijantu (svakodnevnih - ili) budućih događaja putem kojih možemo dospjeti do budućnosti.

* **Vođeni smo,** u pravom smislu riječi. Prepoznajemo ono što je ispravno i sve buduće radnje se normiraju u tom pravcu, tj. u smjeru Norme.

h) **I praktično:**

Primjena brojeva omogućuje brzu, čak i trenutnu promjenu oblika koji određuju naš vječni razvitak.

Prim.: Kad radimo sa brojevima često se može doživjeti i tjelesna reakcija.

Ipak: Naravno, da bi postali senzitivniji potrebno je vježbati.

i) To znači da već <u>sada</u> možemo spoznati npr. izmijenjeni oblik (= promjenu koju smo ranije inicirali).

Prim.: Npr. stanje Norme. I pokaže se da je tako. Dok nam se izvorni oblik (npr. rušilački oblik iz prošlosti) prikaže tek kasnije.

Pitanje: Što može netko, tko nema ta <u>vidovita</u> stanja?

Odgovor: Može vjerovati. <u>Kada</u> nešto funkcionira, ono djeluje i ako nije viđeno. Drugo je pitanje, hoće li nešto funkcionirati zauvijek.

Napomena: Ali potrebno je pridržavanje pravilnog redoslijeda.

j) **Isto vrijedi i za fizičku materiju**, odnosno događaji buduće vremenske materije se prihvaćaju i pretvaraju brže od događaja iz prošlosti. **Prim. 1.: To znači da promjena npr. u pravcu zdravlja brže teče od promatranja negativnih okolnosti. Tu vlada načelo „Upravljanje ima prioritet".**

Prim. 2: To tako i treba biti jer duh mora biti brži od bilo kakve negativne materijalne promjene. Kako bi inače mogao zaustaviti određeni negativni razvoj? Pročitajte više o tome u knjizi „Unificirani sustav znanja", npr. 6. poglavlje.

k) **ALI:** Da bi se <u>uopće</u> nešto dogodilo, mora se naravno donijeti unutrašnja odluka.

I: Vremenski period koji je predviđen za to je ograničen. Možemo djelovati bez žurbe ali je svrsishodno da se blagovremeno reagira u skladu sa Normom.

l) Dana nam je mogućnost da razumijemo i naučimo kako djeluje Stvoritelj i da i mi analogno tome djelujemo:

* To znači ili ćemo promatrati **zbroj pojedinačnih zbivanja** neke teme i normirati ih.

* ili ćemo primijeniti **duhovno <u>krajnje</u> stanje** prema terminologiji psiho-atlasa (odnosno pojma koji je tamo naveden) i normirati ga.

Prim.: Pogledajte u vezi ovoga i vježbu u poglavlju I) „Metode iz prakse, 9. primjer 8".

8.3 Što je naša percepcija kompleksnija, to je jače upravljanje vječnog života. **Čitanje brojnih pojmova u „psiho-atlasu** pruža nam mnoge prednosti.

* **Omogućuje nam** da proširimo obim naših informacija.

* **Pomaže** da lakše stvorimo objektivne misaone oblike (vječnog razvitka).

* **Pomaže nam** da razumijemo što sve upravlja nama i čime sve i mi možemo upravljati.

Prim.: **Svakome se i te kako isplati da pročita sve pojmove i normira ih kod sebe.** Vezano za praksu normiranja pogledajte primjer 8 u poglavlju I) „Metode iz prakse".

8.4 Uz 9 različitih metoda (mogućnosti)

8.4.1 Uz 1. metodu: „Brojčani niz iza pojma"

a) Ova metoda je jednostavnija nego što djeluje na prvi pogled. Prvi pasus u skripti od Grigori Grabovoia nam jasno govori što trebamo raditi.

b) * Dalje se radi o **sagledavanju naših misli u vidu oblika.** I taj oblik trebamo pokretati.

* **Primjer**: Ovdje se odmah javlja pitanje: „**Gdje se oko mene javlja** npr. autoagresija kao vodeća forma?"

* **Jer**: Da bi promijenili taj oblik, potrebno ga je prvo uočiti.

* **ALI**: Poznato je da svaka misao posjeduje drugačiji oblik u sferi. Time se može upravljati jer postoji očigledna povezanost.

* **DAKLE** Što više vježbamo, postajemo senzitivniji za uočavanje tih oblika.

c) **Napomena**: Možemo si olakšati vježbanje osjeta tako što ćemo prvo „duhovno postaviti brojeve pored nas" i prvo naučiti kako da ih osjetimo.

d) Važna je napomena **fiksiranja neke misli** kako bi stanje informacijske zasićenosti usmjerili na pravu putanju. Jednostavno samo kažemo: **„Fiksiram rezultat strujom Svjetla Stvoritelja".**

8.4.2 Uz metode 2 - 9

Metoda 1 nam je pokazala što trebamo raditi sa brojčanim nizom **iza** nekog pojma i što taj **prostorni redoslijed** donosi tom broju. **Metode 2 – 9** govore nam o daljnjim mogućnostima korištenja brojeva:

Pitanje za čitatelje: Znate li kada primijeniti određenu metodu?
Odgovor: Razmatranja na tu temu su vrlo jasna.

Možete birati:

* Rad sa prazninama između brojeva

* Stavljanje brojeva iznad datuma

* Stavljanjem 2 brojčana niza jednog nasuprot drugome

* Baratanje brojevima putem vizualizacije predmeta kao simbola

* Postavljanjem istih brojeva sa lijeve i desne strane (na određeni način)

* Brzim i učestalim ponavljanjem prelaziti po različitim brojevima neke teme

* Stavljanjem brojeva ispred brojčanog niza za neki pojam

* Brojčani niz nekog pojma uvećati za „319" a zatim postaviti aktualan datum (s razmacima, npr. 2013 9 18).

Prim. 1:   Kod pojma kao što je npr. „govorna mana" pravac kojim želimo ići mora biti jasno preciziran, jer sam pojam definira negativno stanje.

Prijedlog: Što mislite o pravcu „Iscjeljenje"?

Prim. 2: Čak se i memorija, npr., može pomlađivati, ne samo fizičko tijelo.

Pitanje za čitatelje: Koja od gore navedenih metoda može imati ciljano djelovanje kod želje za pomlađivanjem?

Prim. 3: Što možete drugo uraditi ako, npr. patite od agnozije i nitko vam ne može pomoći?

Napomena: Pokušajte sa metodom uskrsavanja.

Pitanje za čitatelje: U čemu leži smisao postupka **metode neumiranja?**

Odgovor: **Umiranje ne mora odmah biti shvaćeno kao smrt cijelog čovjeka. Moguće je da odumire npr. neka od njegovih funkcija.** Što da uradite ako se npr. disleksija (problem sa čitanjem) stalno pogoršava? Je li vam poznato što trebate postaviti ispred pojma kako biste spriječili odumiranje te funkcije? Ako nije, **pogledajte što stoji u predgovoru djela „Brojčani nizovi psihološkog normiranja".**

Prim. 4: **Na osnovu ovih razmišljanja postaje očigledno da oko nas postoji red u pozadini koji ima svoja pravila. Moramo znati što želimo i kamo hoćemo ići.**

I) Metode iz prakse

1. Napomene:

a) Imati predložak za svakodnevni rad olakšava realizaciju.

b) Uvijek isti ulaz i izlaz štedi vrijeme.

c) Djelo „Radost vječnog razvitka" jasno ukazuje da su nam za dostizanje adekvatne duhovne razine potrebni određeni **elementi kao što su sreća, radost** itd. Ti elementi su uzeti u obzir u točki 2. „Ulaz u seansu i izlaz iz nje".

d) Sami možete zacrtati **glavne korake** za Vašu namjeru ili uzeti one koji su ovdje predloženi.

e) Samo na početku izgleda kao da ima puno koraka.

f) **Dogodit će** se **sve** ono, što mentalno potaknemo ukoliko smo ušli <u>pravilno</u> čak i ako to <u>ne</u> vidimo.

g) Netko, tko je vidovit, može vidjeti što se (npr. kao posljedica zadanih naloga) shodno 2. primjeru promijenilo na auri.

Dakle: Iako pored sebe nemate nekog tko je vidovit, ipak će se dogoditi.

h) Iskustvo je pokazalo da je za ostvarenje željenog cilja bolje da se određeni nalozi izdaju dva puta (u okviru <u>jedne</u> seanse ali u različitim vremenima).

i) **I:** Što su seanse češće, uspjeh je brži.

j) **ALI:** Bez ljubavi prema osobi koja je cilj najčešće se ništa ne događa!

k) **I:** Stanje **poniznosti** se preporučuje. Oholost naspram Boga nam istinski škodi.

l) Jeste li u međuvremenu dobili ideju na koji način vaše meditacije mogu poprimiti potpuno novi oblik?

2. Primjer 1: Ulaz u seansu i izlaz iz nje

Pitanje: Što se ovdje misli pod seansom?

Odgovor: Najbolje je kad se sprovodi u mirnom okruženju i u položaju za meditaciju. Sjedenje je bolje od ležanja!

2.1 Ulazak

Koraci	Što raditi?	Kako?
U1		„Ja sam u duhu i ispunjen poniznošću."
U2	Duh usmjeriti na dušu.	„Ulazim u svoju dušu i postavljam se u točku arhiviranja."
U3	Beskrajno djelovanje.	„Vidim i djelujem kao što vidi i djeluje Stvoritelj u svom fizičkom tijelu sveobjedinjujućeg Boga." + **slanje osjećaja ljubavi**
U4	Postaviti u stvaralačko područje:	881.881.881
U5	Otići na makro razinu i poručiti za sva bića.	„Molim za makro upravljanje."

U6	Impuls srca sa porukom	„Spasenje i **harmoničan** razvoj za sve + svakoga. Molim, i za mene"
		+ slanje **zlatne svjetlosti**
	Simbol spasenja + impuls	+ **tok ljubavi** + djetelina sa 4 lista (+ zraka **sreće**)
U7	Koncentracija/ vizualizacija 1	„Nalazim se u beskrajnoj **struji Svjetla vječnosti** + **na svim razinama.**
U8	Koncentracija/ vizualizacija 2	„Ja sam **beskrajni Kozmos** i **Radost** njegovog **beskrajnog, vječnog** daljnjeg razvitka."

Prim. 1: U **U2** Disanje impregnirano ljubavlju fokusirati na kraj grudne kosti i propustiti (za ulazak) i dio udahnutog zraka usmjeriti kroz desnu petu u Majku zemlju.

Prim. 2: U **U6** spojiti horizontalnu i vertikalnu **8** u simbol (nalik djetelini sa 4 lista).

2.2 Fokusiranje na neku osobu (i dalje „Primjer 1")

Koraci	Kako?
F1	„Vidim vremensku osovinu od V - ∞ do V + ∞ osobe XY."
F2	„Koncentracija na **lijevi** kažiprst".

110

F3	„Molim za svjetlosnu sferu."
F4	„Postavljam u sferu auru XY osobe/stanice hipofize u njihovom zdravstvenom stanju."

Prim. 1: F1 stvara jasnoću.

Prim. 2: U **F3** zamisliti svjetlosnu sferu ispred kažiprsta.

2.3 Glavni koraci (i dalje Primjer 1)

Koraci	Što raditi?	Kako?
Gk1	Koncentracija/ vizualizacija: formuliranje uz ključne riječi + Beskonačnost (∞)	**Ritmični** udah - izdah + izdah uz formulu: „obnavljanje svih stanica hipofize prema Normi Stvoritelja."
Gk2		Po potrebi ponoviti
..		
Gkx		

Prim.: Glavni koraci se mogu mijenjati bez ograničenja. Također, se mogu primijeniti, npr. **koraci iz „Obrazovnog sustava", iz „Metoda za uskrsavanje" kao i postavljanje nekog novog načela** (kao što je i navedeno u knjizi „Radost vječnog razvitka"), itd.

2.4 Predaja (i dalje Primjer 1)

Koraci	Što raditi?	Kako?
P1		„Izvlačim scenarij **udesno, ka malom prstu desne ruke** i predajem ga u beskonačnost.“
P2		„Mjesto, datum, vrijeme.“ + impuls

Prim.:   U **P2** impuls dati kroz desni kažiprst.

2.5 Izlazak (i dalje Primjer 1)

Koraci	Što raditi?	Kako?
I1		„Ovo upravljanje **osvjetljavam** svjetlošću Stvoritelja, prema etalonu Stvoritelja, ispred pozadine Duše Stvoritelja.“
I2		„**Fiksiram** rezultat Svjetlom Stvoritelja. Sada.“ + Impuls desnim **kažiprstom**
I3		„Mjesto, datum, vrijeme.“ „**Predajem** beskonačnosti.“ + impuls

Prim. 1:   Govorite tiho, tada ovaj način govora ima kabalistički oblik.

Ovo djelovanje je jače od glasnog izgovaranja.

Prim. 2: U priručnicima Svetlane Smirnove (SVET-Center) nalazi se još mnogo primjera.

Prim. 3: U I3 dati impuls desnim kažiprstom.

3. Primjer 2: Odvijanje seanse sa „temeljnim čišćenjem"

Koraci	Kako?
U	Ulazak isto kao u Primjeru 1

F	Fokusiranje kao u Primjeru 1

Gk	Glavni koraci:
Gk1	„Obnoviti sve točke kopije prema Normi Stvoritelja."
Gk2	„Sve stanice hipofize prema..."
Gk3	„Sve stanice štitnjače prema..."
Gk4	„Sve stanice jetre prema..."
Gk5	„Sve stanice centralnog živčanog sustava u kralježnici prema..."
Gk6	„Sve stanice perifernog živčanog sustava prema..."

113

Gk7	„Sve stanice probavnog trakta **prema...**"

P1 + P2	**Predaja**: kao u Primjeru 1

I	**Izlazak**: kao u Primjeru 1

Prim.:

1) Često je aura poslije ovog temeljnog čišćenja ponovno svijetla.

2) Djelo „Unificirani sustav znanja" od Grigori Grabovoia u 6. Poglavlju govori o tome da moramo skenirati brdo informacija i dovesti tamni sadržaj na svjetlo. U ovom primjeru vi to činite.

3) Ukoliko ne vidite svjetlost, prepustite se emocijama da vas vode. Ako se još uvijek ne osjećate dobro, prijeđite na primjer 3. Tu se nalaze dva važna proširenja.

4. Primjer 3: Odvijanje seanse sa <u>proširenim</u> temeljnim čišćenjem

Koraci	Kako?
U	**Ulazak** kao u Primjeru 1

F	**Fokusiranje** kao u Primjeru 1

Gk	Glavni koraci:
Gk1	„**Obnoviti** sve točke kopije **prema Normi Stvoritelja.**"
Gk2	„Sve stanice hipofize **prema**..."
Gk3	„Sve stanice štitnjače **prema**..."
Gk4	„**Upravljanje štitnjačom prema Normi**.."
Gk5	„**Sve veze između dijelova tijela prema Normi**..."
Gk6	„Sve stanice jetre **prema**..."
Gk5	„Sve stanice centralnog živčanog sustava u kralježnici **prema**..."
Gk6	„Sve stanice perifernog živčanog sustava **prema**..."
Gk7	„Sve stanice probavnog trakta **prema**..."

P1 + P2	**Predaja**: kao u Primjeru 1

I	**Izlazak**: kao u Primjeru 1

Prim. 1: Pročitajte vezano za **Gk4**: 10. poglavlje u knjizi „Unificirani sustav znanja" o razvučenim impulsima (= cik-cak ili munje). Impulsi štitnjače upravljaju <u>mnogim</u> procesima. Zato je bitno da točno razumijete što tu piše.

Prim. 2: Iskustvo je pokazalo da je ovo upravljanje kod velikog broja ljudi ometeno. **Uvijek obnavljajte ovo upravljanje** i spriječit ćete mnoge probleme.

Prim. 3:   Slično vrijedi i za **Gk5**.

5. Primjer 4: Odvijanje seanse sa širokim obnavljajućim djelovanjem

Koraci	Kako?
U	**Ulazak** kao u Primjeru 1

| F | **Fokusiranje** kao u Primjeru 1 |

Gk	Glavni koraci:
Gk1	„**Obnoviti** sve točke kopije **prema Normi Stvoritelja.**"
Gk2	
•	
•	Vidi Primjer 3
•	
Gk7	
Gk8	„Obnavljanje svih **stanica** organa **sluha - i ravnoteže** prema Normi Stvoritelja: * Sa lijeve strane osobe postavljam brojčani niz 248 712 a sa desne 318 222. * Kriste, osvijetli brojčani niz da njegova sjenka u osobi ostvari optimalno djelovanje. * Materijalizacija se odvija ispred pozadine Duše Stvoritelja."

Gk9	„Postavljam brojčani niz 55184321." + Duhovna vizualizacija pri postavljanju brojeva, npr. kao što je navedeno u knjizi „Metode koncentracije".

I	Izlazak: kao u Primjeru 1

Prim. 1: Brojeve uz **Gk8** naći ćete na strani 110 u **„Obnavljanje materije..."**

Prim. 2: Broj u **Gk9** odnosi se na proces „Otitis", ne na materiju kao u **Gk8**. Zbog toga se taj broj nalazi u knjizi **„Obnavljanje ljudskog organizma..."**

6. Primjer 5: Odvijanje seanse za otklanjanje <u>negativnih</u> događaja

Koraci	Kako?
U	**Ulazak** kao u Primjeru 1

F	**Fokusiranje** kao u Primjeru 1

Gk	**Glavni koraci:**
Gk1	„Pozivam u sferu ispred **lijevog** kažiprsta svoj odnos sa svekrvom Martom Štrajt."

Gk2	„Marta Štrajt, molim te, otpusti, kako bi mogli ući u Svjetlost. Opraštam ti i molim te, oprosti i ti meni."
Gk3	„Molim te Kriste, pomogni, kako bi svi sudionici mogli ući u Svjetlost. Molim za preuzimanje svih tereta negativne vrste na Božansku razinu radi prevođenja u svjetlost."
Gk4	„Kako bi proces lakše protekao, od srca i sa radošću šaljem svoju ljubav, prvo Stvoritelju a zatim svim sudionicima."
Gk5	Itd. itd.

| P1 + P2 | **Predaja**: kao u Primjeru 1 |
| I | **Izlazak**: kao u Primjeru 1 |

Prim. 1: Pročitajte na ovu temu i 6. poglavlje, strana 26 u knjizi „Unificirani sustav znanja".

Prim. 2: Onaj tko je vidovit zapaža sliku situacije koja odgovara temi. I sa napretkom u temi, slike se mijenjaju.

Prim. 3: **Trebalo bi biti jasno**, da teški, negativni događaji iz prošlosti zahtijevaju veći broj koraka i više napora.

Prim. 4: Pored toga mora biti jasno da <u>uvijek</u> postoji neko djelovanje. **Tko ne vidi ništa**, može se prepustiti emocijama da ga vode (samo molim vas bez ikakvog samo-zavaravanja). Rad je tek onda ostvaren kada smo poslije seanse dosegnuli potpuno neutralni odnos prema dotičnoj osobi.

7. Primjer 6: Vezano za praksu upravljanja

Koraci	Kako?
U	**Ulazak** kao u Primjeru 1

F	**Fokusiranje** kao u Primjeru 1

Gk	**Glavni koraci:**
Gk1	„Kriste, molim te, čuj me."
Gk2	„Molim za pomoć za XY osobu."
Gk3	„Molim za obnavljanje pluća koje je napao rak **analogno dokumentu** iscjeljenja od Berišvili Ivan Georgijevič od 13.09.1995. i njegovog naloga od istog dana upućenog Grigoriu Grabovoiu, kao što je navedeno u njemačkom prijevodu „Prakse upravljanja, 3. knjiga na stranama 109 - 171."
Gk4	„Grigori Grabovoi, molim te, usliši moju molbu. Molim te podrži ovaj proces"

P1 + P2	**Predaja**: kao u Primjeru 1

I	**Izlazak**: kao u Primjeru 1

Prim. 1: Naravno da je potrebno podatke iz **Gk3** potražiti u knjigama 1 – 3 iz „Prakse upravljanja".

Prim. 2: **Molimo vas, obratite pozornost da budete jasni i precizni i da ne zaboravite datum.** Potrebno je navesti također sve dokumente za konkretni slučaj.

Prim. 3: Uz svaki slučaj u knjigama „Praksa upravljanja" je najčešće navedeno nekoliko dokumenata.

8. Primjer 7: „Sfera sa impulsima"

Koraci	Kako?
U	**Ulazak** kao u Primjeru 1

F	**Nema**

Gk	**Glavni koraci:**
Gk1	„Koncentriram se na **desni** kažiprst"
Gk2	„Molim, sferu Svjetlosti, promjera 5 cm."
Gk3	„Unos: srebrno-bijela svjetlost Stvoritelja."
Gk4	„Svi unosi u kanoniziranom obliku."

120

Gk5	„Impulsi ljubavi, harmonije, sreće, radosti vječnog daljnjeg razvitka."
Gk6	„Sfera dobiva nalog."
Gk7	„Djelovanje odmah i u beskonačnost."
Gk8	„Zlatno svjetlo Stvoritelja."
Gk9	„Transfer sfere desno pored osobe XY." + dati impuls

I3	**Izlazak** kao u stanici I3 u Primjeru 1	„Mjesto, datum, vrijeme." „**Predajem** beskonačnosti." + impuls

Prim. 1: Uz **Gk2**: zamisliti sferu cca 1 cm ispred desnog kažiprsta.

Prim. 2: Uz **Gk5**: Desnim kažiprstom poslati impuls.

9. Primjer 8: „Ponovno uspostavljanje Norme kod teme ‚agresija'" ili „Ponovno uspostavljanje Norme Stvoritelja za sve događaje iz teme ‚agresija'"

Koraci	Kako?
U	**Ulazak** kao u Primjeru 1

121

F1-3	Fokusiranje kao u Primjeru 1

Gk	Glavni koraci:
Gk1	„Pozivam temu „agresija" u sferu na lijevom kažiprstu.
Gk2	(Za vidovite:) „Molim za informaciju kakvo je stanje na tu temu. Kriste, molim Te pomogni."
Gk3.1	„Postavljam brojčani niz 123'.."
Gk3.2	„Kriste, molim Te, obasjaj taj brojčani niz Božanskom svjetlošću kako bi (u osobi) bilo postignuto optimalno djelovanje."
Gk3.3	„Materijalizacija se ostvaruje ispred pozadine Duše Stvoritelja."
Gk3.4	„Ponovno uspostavljanje Norme Stvoritelja u temi ,agresija'." ili: „Ponovno uspostavljanje Norme Stvoritelja za sve događaje iz teme ,agresija'."

P1 + P2	Predaja: kao u Primjeru 1

Gk4	„Sada pozivam u sferu na lijevom kažiprstu temu ,Agrofija'."
Gk5	„Postavljam brojčani niz,123'.."

Gk6	Kao u Gk3.2
Gk7	Kao u Gk3.3
Gk8	Kao Gk3.4, ali sa temom ‚Agrofija'.

P1 + P2	**Predaja**: kao u Primjeru 1

I1-I3	**Izlazak** kao u Primjeru 1

Popis literature:

1. Grigori Grabovoi: „Primijenjene strukture područja stvaralačke informacije" (ružičaste korice)

2. Grigori Grabovoi: „Unificirani sustav znanja" (plave korice)

3. Grigori Grabovoi: „Vježbe koncentracije" (žute korice)

4. Grigori Grabovoi: „Obnavljanje ljudskog organizma koncentracijom na brojeve"

5. Grigori Grabovoi: „Praksa upravljanja – Put spasenja", Knjiga 1 – 3

6. Grigori Grabovoi: „Radost vječnog razvitka"

7. Grigori Grabovoi: „Izabrana predavanja"

8. Grigori Grabovoi: „Obnavljanje materije čovjeka koncentracijom na brojeve"

9. Grigori Grabovoi: „Obrazovni sustav"

10. Grigori Grabovoi: „Poslovni-brojevi"

11. Grigori Grabovoi: „Brojčani nizovi za psihološko normiranje"

12. Arkadi Petrov: Trilogija „Stvaranje svijeta"

13. Franz Bardon: Rüggeberg-Verlag, Wuppertal

„Put ka pravom aspirantu",

„Ključ za istinsku kabalu",

„Praksa magične evokacije"

14. Rudolf Steiner Internet: http://wiki.anthroposophie.net/ Rudolf_Steiner_Gesamtausgabe

www.ingramcontent.com/pod-product-compliance
Lightning Source LLC
Chambersburg PA
CBHW052033270326

41931CB00012B/2477